Joanna Hryszkiewicz

Nowe owoce egzotyczne

Joanna Hryszkiewicz

Nowe owoce egzotyczne

Charakterystyka żywieniowa i towaroznawcza nowych owoców egzotycznych na polskim rynku

Wydawnictwo Bezkresy Wiedzy

Impressum / Imprint
Bibliografische Information der Deutschen Nationalbibliothek: Die Deutsche Nationalbibliothek verzeichnet diese Publikation in der Deutschen Nationalbibliografie; detaillierte bibliografische Daten sind im Internet über http://dnb.d-nb.de abrufbar.

Informacja bibliograficzna Niemieckiej Biblioteki Narodowej: Niemiecka Biblioteka Narodowa rejestruje tę publikację w Niemieckiej Bibliografii Narodowej; szczegółowe informacje bibliograficzne dostępne są w Internecie na stronie http://dnb.d-nb.de.

Coverbild / Okładka: www.ingimage.com

Verlag / Wydawnictwo:
Wydawnictwo Bezkresy Wiedzy
ist ein Imprint der / jest znakiem handlowym
OmniScriptum GmbH & Co. KG
Heinrich-Böcking-Str. 6-8, 66121 Saarbrücken, Deutschland / Niemcy
Email: info@bezkresywiedzy.com

Herstellung: siehe letzte Seite /
Druk: patrz ostatnia strona
ISBN: 978-3-639-89042-6

Praca kończąca studia licencjackie
Dietetyka na Gdańskim Uniwersytecie Medycznym
Gdańsk, 2011

Spis treści

1. Wstęp

Owoce kojarzone były od wieków jako coś przyjemnego i delikatnego. Nikt nie utożsamiał owocu z trucizną - przez wspaniałość smaku słodkiego oraz nasze upodobania do niego. W dawnych plemionach, wybierano je spośród specyfików roślinnych właśnie dla wspaniałości słodyczy. Tak jest do tej pory. Produkty te, nie stanowią podstawowego i wiodącego produktu spożywczo-odżywczego, natomiast sięgamy po nie jako uciechę dla podniebienia, porcję energii a przede wszystkim porcję witamin.

Sposób odżywiania człowieka zmieniał się przez okres ewolucji. Pradawni przodkowie żywili się nieomal wyłącznie produktami zwierzęcymi. W Średniowieczu negowano słuszność stosowania owoców jako zdrowego elementu diety. Twierdzono, że niekorzystnie wpływają na krew (Jankowska, 2000).

Dziś rośnie udział i znaczenie owoców w diecie człowieka. Coraz częściej zwłaszcza kobiety, chodź dotyczy to również mężczyzn, sięgają po diety składające się w dużej mierze z owoców i warzyw.

Wiele badań naukowych za cele przyjmuje oznaczenie zawartości ciał czynnych po, to aby wiedzę o składzie móc wykorzystać do zastosowania ich w medycynie.

Choć niewątpliwie różnorodność ta i dostępność do nowych owoców się zmienia na pozytywne, wciąż jeszcze mało jest źródeł i danych dotyczących dość wyselekcjonowanej grupy owoców tropikalnych. Praca miała na celu usystematyzowaniu pozyskanych informacji odnoszących się do owoców egzotycznych.

2. Ogólne pojęcia

2.1 Definicje.

Bardzo ważnym elementem analizy jest właściwe zdefiniowanie, klasyfikacja, podział pojęcia owocu. Można patrzeć na niego pod odmiennymi perspektywami jak i różnie rozumieć. Inaczej będzie on pojmowany przez botanika, inaczej przez dietetyka, a jeszcze inaczej przez zwykłego konsumenta. Uporządkowanie tych pojęć pomoże ukonkretnić przedmiot pracy.

Encyklopedyczne opisy owocem nazywają taka cześć rośliny, która stanowi okrywę nasiona. Jest wytworem zalążni słupka roślin okrytozalążkowych lub dna kwiatowego. Chroni nasiona przed uszkodzeniami mechanicznymi, niesprzyjającymi warunkami środowiska oraz ma pozytywny wpływ na rozmnażanie roślin ułatwiając rozsiew. Spojrzenie takie na owoc pozwala określić w dużej mierze funkcje jego w naturze. Tak rozumiane pojecie jest bardzo ogólne jeżeli weźmiemy pod uwagę bogactwo roślin jadalnych. Odnosi się do wszystkich gatunków roślin okrytonasiennych i zawęża grupę tylko nieznacznie. Poza tym dla zwykłego człowieka niektóre z pojęć mogą nie być do końca zrozumiałe co ogranicza praktyczne wykorzystanie definicji (Krupa, 2003).

Przyglądając się roli owocu w życiu i rozwoju człowieka można odnaleźć dużo więcej definicji. Literatura podaje również sadownicze rozumienie tego terminu. Według niej jest on jadalna częścią rośliny związanej z rozwojem kwiatu (Pieniażek, 1987). W sposób bardzo syntetyczny łączy kilka definicji. Jest dość prosta.

Jednak definicje wyżej wymienione nie są stosowane w dietetyce oraz naukach o żywieniu. Bardziej przydatne staje się wówczas towaroznawcze rozumienie owoców. Definicja jest łatwa w zrozumieniu dla prostego konsumenta i najczęściej stosowana w praktyce.

W myśl tej definicji owoc należy rozumieć jako taki produkt pochodzenia naturalnego, który po uzyskaniu odpowiedniej dojrzałości jest wykorzystywany w żywieniu i technikach kulinarnych, jest źródłem węglowodanów, witamin, błonnika, wody, składników mineralnych. Charakterystycznym dla tej grupy jest duża zawartość cukrów zarówno prostych, dzięki którym odczuwamy słodycz, jak i tych złożonych. To pozwala odróżnić je od warzyw. Wykorzystywany w celach odżywczych, smakowych, zdrowotnych, dekoratorskich. Stanowią one ważną cześć diety człowieka. We współczesnych naukach o żywieniu wiele diet opiera w znacznej części na owocach. Są wykorzystywane do sałatek, surówek, koktajli. Szeroko właściwości tej grupy produktów są wykorzystywane do przetwórstwa na mrożonki, soki, susze, dżemy, marmolady, konfitury (Budzyński, 2000).

Przy podziale towaroznawczym należy pamiętać o odróżnieniu owoców od warzyw, które są bardziej ogólną grupą. Obejmują one takie części roślin jak korzeń, liść a także owoc. Biologicznie warzywa nie tworzą grupy wyróżnia się ją właśnie w tej dziedzinie (Budzyński, 1998). Nauka ta w praktyczny sposób klasyfikuje również wybrane problemy pojawiające się w botanice dotyczące roślin tj ziemniaki, pszenica, strączkowe.

2.2 Klasyfikacje.

Owoce można sklasyfikować pod wieloma względami. Najbardziej ogólnie można podzielić pod katem ich wykorzystania na przemysłowe i konsumpcyjne. Odrębnymi są klasyfikacje ze względu na okres dojrzewania (tu na przykład owoce letnie), stan dojrzałości i elementów budowy (tu pestkowce, jagody).

Ważnym dla moich przemyśleń wydaje się być podział ze względu na pochodzenie. W tej systematyce wyróżnić można:

1. Owoce krajowe- uprawiane na naszych ziemiach w tutejszym klimacie. Szeroko rozpowszechnione i wykorzystywane dzięki dostępności na rynku oraz możliwości uprawy
2. Owoce importowane z innych krajów (Budzyński, 2000)

Taką podgrupą należącą do owoców obcokrajowych są owoce egzotyczne. Jest to niejednolita grupa pod względem systematyki botanicznej. Należą tu jagody (granat, melon), cała ich podgrupa czyli owoce cytrusowe, owocostany (ananas), pestkowce (brzoskwinie). Sklasyfikowanie ich do jednej grupy botanicznej jest bardzo trudne. Można powiedzieć, że terminem tym określamy sztucznie utworzoną grupę. Natomiast ich cechą wspólną jest ciepłolubność. Rośliny te wręcz nie znoszą zimnego, a nawet umiarkowanego klimatu, w związku z czym występują w krajach blisko zwrotnikowych, tropikalnych. Jest to grupa nowa na rynku polskim i jeszcze mało dostępna.

Kolejny podział owoców odnosi się do do ich cech sensorycznych i wizualnych. W myśl tego podziału wyróżnia się:

- owoce czyste
- owoce zdrowe (bez istotnych zanieczyszczeń mikrobiologicznych)
- owoce przejrzałe
- owoce niedojrzałe
- owoce suche
- owoce zawilgocone.

Cechy organoleptyczne stanowią bardzo ważny element surowca. Przy szeregowaniu surowców owocowych należy zwrócić także uwagę na mogące się pojawić niekorzystne parametry. Taki też można wyróżnić podział wg tych niekorzystnych właściwości.

Tu wyróżniamy:

-owoce zagrzybione i robaczywe

-owoce cieknące

-owoce fermentujące

-owoce nadmarznięte

-owoce zniekształcone

-owoce uszkodzone mechanicznie (Zieliński, 1968).

Dwie ostatnie klasyfikacje są bardzo często stosowane przy opisach owoców. Ponieważ ogół tych cech składa się na jakość surowca oraz satysfakcje jego spożycia.

2.3 Pochodzenie i występowanie owoców egzotycznych.

Występowanie i pochodzenie owoców egzotycznych ściśle wiąże się z ich klasyfikacją. Całą grupę wiąże wspólne pochodzenie z rejonów zwrotnikowych lub podzwrotnikowych. Niektóre z owoców mają swoje pierwotne miejsce bytowania w zupełnie innych rejonach świata niż obecnie są uprawiane. Z kolei inne utrzymały się tam gdzie zostały odnalezione, uprawa ich na innych terenach pozostaje dość trudna. Poniżej umieszczone zostały mapy które przedstawiają graficznie miejsce pochodzenia poszczególnych owoców egzotycznych.

Większość owoców znalazła swoje korzenie w krajach Dalekiego wschodu Chinach, Japonii, Indiach (Map.2.2.). Wśród takich znalazło się wiele rodzajów cytrusów czyli mandarynki, kumkwaty, pomarańcze a także: liczi, kiwi, miszpelnik, tamarillo, mango, karambola, granat. Dość ciekawy staje się fakt iż do tej grupy nie zaliczymy naszej ukochanej cytryny która swe korzenie ma w starożytnych Pompejach (Włochy).

Drugim rejonem obejmującym pochodzenie znacznej części owoców egzotycznych są kraje Ameryki Środkowej (Map.2.3.). Patrząc bardziej na południe od zwrotnika w krajach takich jak Brazylia, Boliwia, Peru swoje pierwotne miejsce występowania maja papaja, ananas, tamarillo. Natomiast z rejonu Meksyku i wspaniałych wysp Ameryki Środkowej sprowadzono między innymi marakuję, grapefruita, figę, pitaje, awokado (Lehari, 2009).

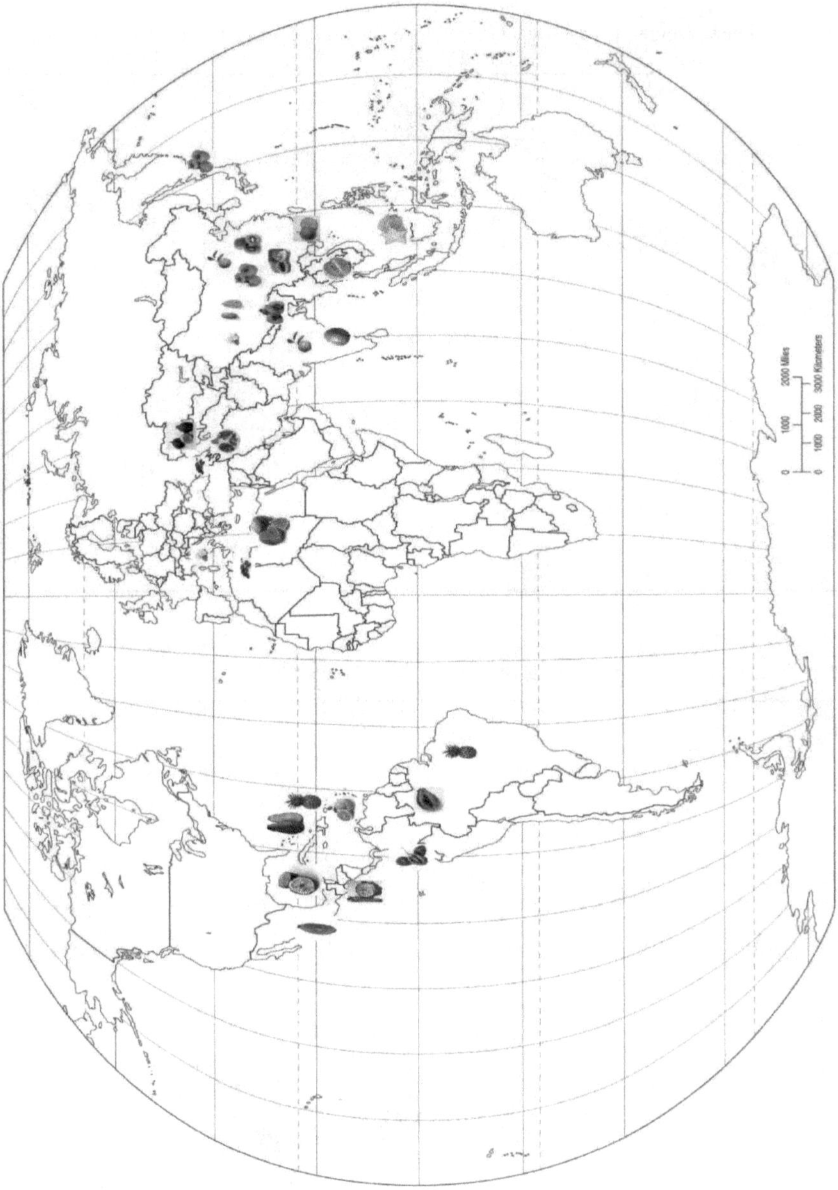

Map. 2.1. Pochodzenie owoców egzotycznych: Świat

Map. 2.2. Pochodzenie owoców egzotycznych: Wschodnia Europa i Daleki Wschód

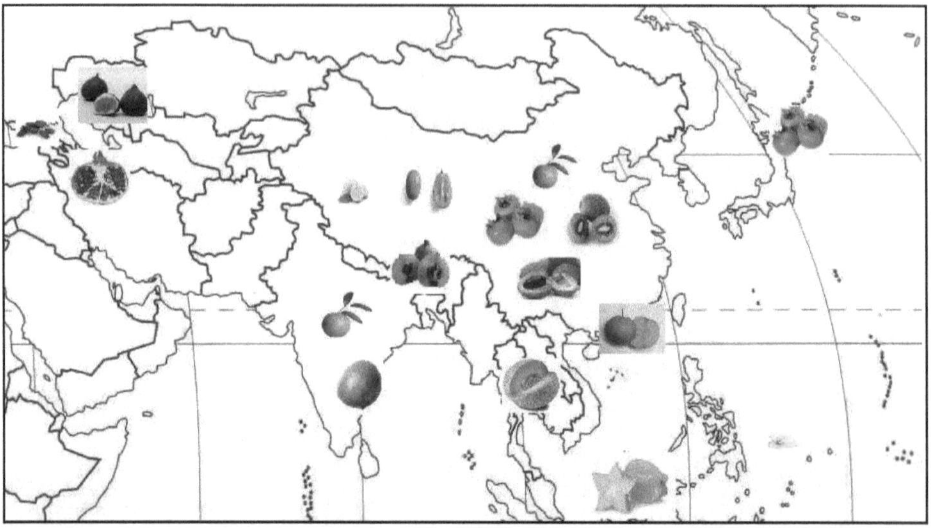

Map. 2.3. Pochodzenie owoców egzotycznych: Kraje Ameryki Środkowej

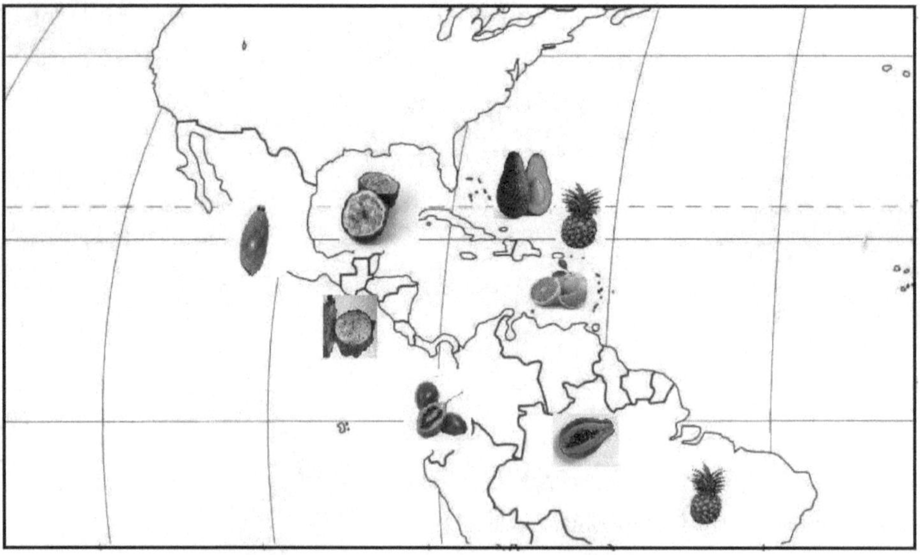

W czasach współczesnych zacierają się bezpośrednie granice uprawy poszczególnych roślin. Duża ich cześć jest uprawiana nieomalże wszędzie tam gdzie uda się stworzyć odpowiednie warunki. Rośliny egzotyczne wymagają dość dobrze dobranego nasłonecznienia i odpowiednio zbliżonej do naturalnej dla nich temperatury. Poza paroma wyjątkami większość da się uprawiać w naszym kraju w doniczkach.

W produkcji owoców egzotycznych dominują kraje wymienione jako te z których pochodzą. Dzięki odpowiednim naturalnym warunkom jakie panują w krajach Ameryki Środkowej i południa Azji czyli wilgotności powietrza, nasłonecznienia, temperatury mogą one rosnąć przez cały rok przynosząc dobre plony dla tamtejszych rolników.

Warto też zwrócić uwagę że w teraz niektóre z tych roślin uprawia się w rejonie Morza Śródziemnego. Specyfika klimatu pozwoliła na zaszczepienie tam wielu gatunków. Uprawy obejmujące państwa takich jak Maroko, Egipt, Grecja pokrywają dziś znaczną cześć zapotrzebowania na owoce południowe krajów Unii Europejskiej (fresh-market.pl).

2.4 Dostępność owoców egzotycznych

W erze transportu lotniczego, w erze roślin sztucznie wytwarzanych i genetycznie modyfikowanych nie trudno jest wyhodować rośliny dające pożądane owoce o właściwych walorach smakowo-zapachowych tak aby trafiały nieomalże na każdy rynek. Takie tendencje tez można zaobserwować. Pomimo, że pewne rośliny maja swój okres rozwoju coraz częściej można go przyspieszyć, zwiększyć lub jeszcze inaczej wpłynąć. W tabeli numer 2.4 przedstawiony został schemat dostępności naturalnej owoców egzotycznych. Na niebiesko zostały oznaczone miesiące owocowania.

Lp	Nazwa owocu	I	II	III	IV	V	VI	VII	VIII	IX	X	XI	XII
1.	ananas									■	■	■	■
2.	awokado	■	■	■	■	■	■					■	■
3.	banan	■	■	■	■	■	■	■	■	■	■	■	■
4.	brzoskwinia						■	■	■				
5.	cytryna	■	■	■	■	■	■	■	■	■	■	■	■
6.	figa	■	■	■	■	■	■	■	■	■	■	■	■
7.	granat								■	■	■	■	
8.	grejpfrut										■	■	■
9.	kaki								■	■	■		
10.	karambola							■	■	■	■	■	■
11.	kiwi	■	■	■	■	■	■	■	■	■	■	■	■
12.	kumkwat	■	■	■	■	■	■	■	■	■	■	■	■
13.	liczi						■	■					
14.	mango					■	■	■	■				
15.	mandarynka	■											■
16.	melon								■	■			
17.	morela						■	■	■				
18.	papaja					■	■				■	■	
19.	pomarańcze	■	■	■	■	■					■	■	■
20.	pomelo										■	■	■
21.	tamarillo									■	■		
22.	winogrona							■	■	■	■	■	

Tab. 2.4. Naturalne owocowanie roślin egzotycznych

3. Związki czynne występujące w owocach – ich aspekty zdrowotne.

Wszystkie owoce są darzone wielkim uznaniem zarówno u osób zajmujących się żywieniem jak i tych zaangażowanych w promocje zdrowego stylu życia. Badania epidemiologiczne i kliniczne ukazują dużo korzyści zdrowotnych w odpowiedniej konsumpcji owoców i warzyw, szczególnie w prewencji chorób chronicznych (Wolf, 2010). Stanowią one poniekąd jeden z podstawowych składników diet. Dają one możliwość ułożenia ciekawego smakowo jak i odpowiednio dobranego pod względem składników odżywczych jadłospisu. Spośród najbardziej cennych i najszerzej opisanych w literaturze należy wymienić:

- witamina C
- prowitamina A
- szereg mikro i makro elementów
- błonnik
- kwasy organiczne

W dalszej części pracy dyplomowej zostaną one omówione uwzględniając najważniejsze funkcje pełniące w organizmie człowieka.

3.1 Witamina C

Na witaminę składają się 4 izomeryczne odmiany gdzie dwie tylko są aktywne biologicznie takich jak kwas L-askorbowy oraz D-araboaskorbowy. W świecie roślin kwas ten często jest związany jako askorbinogen z heksozami (Kohlm□nzer, 1993). Związki aktywne wykazują rozmaite działania. Znaczna ich część jest następstwem właściwości redukujących.

Kwas askorbinowy jest częścią aktywnego centrum hydroksylaz biosyntezy i uwalniania prokolagenu. Zaburzenia tego procesu mogą przyczynić się do wystąpienia szkorbutu. Witamina ta także uczestniczy w szlakach metabolicznych między innymi karnityny (odpowiedzialnej za spedycje kwasów tłuszczowych w celu pozyskania energii w mitochadriach), l-tyrozyny i amin katecholowych (niezbędnym w ośrodkowym układzie nerwowym).

Ważnym jest także działanie jakie wywiera witamina na wchłanianie niektórych metali z pożywienia. Wyróżnić można niezbędne organizmowi żelazo oraz ołów i kadm. Jest niezbędna do reakcji kwasu foliowego do tetrahydrofoliowego (Grober, 2010).

Witamina jest antyoksydantem. Spowalnia procesy utleniania rożnych związków chemicznych w tym wolnych rodników odpowiedzialnych za procesy starzenia się oraz innych substancji także toksycznych. Wraz z witamina E, koenzymem Q10, glutationem bierze udział w lancuchu redukcyjno-uleniającym (Grober,2010). Opisano znaczna role tej witaminy w metabolizmie lipidów. Pozwala to wykorzystać ja jako skuteczna bron w profilaktyce choroby niedokrwiennej serca (Wartanowicz, 2007).

Warto byłoby również wspomnieć o badaniach które wykazały dobroczynny wpływ na granulocyty czyli system odpornościowy organizmu.

Udowodniono iż podczas infekcji zawartość witaminy maleje w limfocytach gdzie podczas homeostazy obserwuje się stężenia bardzo wysokie . Ponadto pobudza przemieszczanie makrofagów monocytów oraz zmiany limfocytów (Gertig, 2006) Chroni błony fagocytów przed samo strawieniem (Grober, 2010)

Inne badania dowodzą, iż witamina C zawarta w owocach i warzywach zmniejsza częstotliwość występowania stanów zapalnych śluzówki górnego odcinka przewodu pokarmowego (Safranow, 2001).

Warto tez dodać, że udowodniono, iż witamina C pochodząca z owoców i warzyw jest znacznie lepiej przyswajalna dla organizmu. Łatwiej spożywając odpowiednie produkty nadrobić niedobory organizmu (Hyżyk, 2002). Największą ilość jej można znaleźć w owocach takich jak: czarne porzeczki, truskawki, kiwi, cytryny, pomarańcze, porzeczki czarne, grejpfruty, mandarynki, maliny, agrest. W nich zawartość witaminy C waha się w granicach 182-26 mg/100g (Nadolna, 2002).

Zapotrzebowanie na witaminę waha się w zależności od wieku od 30mg dla niemowląt do 60mg dla dorosłych. Zasadniczo zwiększa się ono u kobiet karmiących do 95mg (Buhłhak-Jahymczyk, 2008)

3.2 Prowitamina A

Do tej grupy zalicza się związki działające w sposób podobny do retinolu czyli karoteny, karotenoidy ich izomeryczne pochodne. Spowodowane jest to podobną choć bardzie złożoną budową (zawierają te same ugrupowania co retinol).

Jej działanie powiązane jest z funkcjonowaniem nabłonków. Przyczynia się do produkcji nowych komórek wyścielających błony komórkowe organizm (Gertig, 2006). Wpływać może na odpowiednia strukturę skóry zapobiegając nadmiernemu rogowaceniu. Niedobory tej witaminy wywołują szereg bardzo niekorzystnych działań ze strony dermatologicznej (Gronowska-Senger,2007).

Retinol łączy się z optyna (białko) w wyniku czego powstaje barwnik rodopsyna (Gertig, 2006). Działanie to ma swoje odbicie we właściwym funkcjonowaniu narządu wzroku. Zapobiega wysychaniu zewnętrznej części oka.

Dodatkowym działaniem samych karotenów jest hamowanie utleniania lipidów. Inaktywują wolne rodniki powstałe w wyniku oksydacji np tlenu singletowego. Największą zdolnością peroksydacji odznacza się likopen. Hamuje on oksydacje indukowana światłem (Grober,2010).

Grupa witamin i prowitamin A jest dość różnorodna chemicznie, wykazują podobne działanie choć w różnym stopniu. W celu usystematyzowania prowadzono przelicznik który pozwolił ustalić wyjściową aktywność wszystkich pochodnych grupy. Ustalono ze przyjmowanie prowitaminy będą stanowić odpowiednia cześć 19ortal19ie (właściwej witaminy A) i tak:

1 równoważnik retinolu => 6mikrog =10j.m b-karotenu

12mikrog pozostałych karotenów

20j.m pozostałych karotenoidów (Hertig, 2006).

Zalecane dzienne spożycie w przeliczeniu na ekwiwalenty 20ortal20ie (mikrogram/ osobę) wahają się w graniach od 450 dla niemowląt do 700 dla mężczyzn po 18 roku życia. W przypadku ciąży bądź karmienia karmienia ilość ta rośnie do 950 mikrogram (Bulhak-Jachymczyk, 2008).

3.3 Mikro i makro elementy

Grupa ta jest bardzo rozbudowana, dlatego tez nie będę omawiała wszystkich mikro i makro składników. Na szczególną uwagę zasługują sód, potas, żelazo.

Sód jest makroelementem. Wraz z chlorem tworzy bardzo ważny związek chlorku sodu wykorzystywany w szerokiej skali w kuchni, przemyśle do konserwacji a także wielu dziedzinach niegastronomicznych. Jeżeli chodzi o występowanie w przyrodzie owoce nie stanowią bogatego źródła tego pierwiastka, choć w świetle najnowszych badan epidemiologicznych fakt ten czyni je korzystnym produktem jeżeli chodzi o zdrowotność. Stosowanie ich jako składnik diet pozwala utrzymać podaż sodu w granicach normy. (Rutz-Danielczak, 2008). Sód pełni w organizmie funkcje biochemiczne. Utrzymuje równowagę kwasowo-zasadową i wodno-elektrolitową jako że jest jednym z występujących w znacznym stężeniu składników płynu przestrzeni międzykomórkowych. Jako jon zalicza się go do ATPazy Na/K i uczestniczy w transporcie aktywnych niezbędnych związków odżywczych. Poza tym normuje ciśnienie osmotyczne, zapobiega utracie wody z organizmu (Przysławski, 2006).

Potas występuje w równie dużych stężeniach co sód. Jednak gromadzi się głównie w przestrzeniach wewnątrzkomórkowych. Koncentruje się w takich komórkach mięśniowych, krwi, wątroby. Poza komórka jest go znacznie mniej. Jego i sodu obecność reguluje ciśnienie osmotyczne oraz stabilność kwasowo-zasadowa. Dodatkowo bierze udział w przemianach metabolicznych podstawowych substancji odżywczych jako promotor enzymów. W układzie nerwowym stanowi kluczowa role w przewodnictwie komórkowym (Przysławski, 2006).

Żelazo w roślinach występuje jako żelazo niehemowe. Zawartość jego jest niewielka w stosunku do zawartości tego metalu w produktach zwierzęcych. Dodatkowo czynnikiem utrudniającym wchłanianie są rożne inne związki występujące takie jak fityniany, szczawiany, taniny (Brzozowska, 2007). Żelazo jest metalem który buduje barwniki krwi. Ma zdolność do odwracalnego wiązania się z tlenem dzięki czemu uczestniczy w transporcie tlenu w krwi. Jest także ważnym elementem w procesie tworzenia krwinek białych i czerwonych. Ważna jest jego obecność przy tworzeniu cytochromów, reduktaz i dioksygenaz, neuroprzekaźników takich jak L-dopy oraz pośrednio związków wysokoenergetycznych takich jak ATP, ADP (Przysławski, 2006).

3.4. Kwasy organiczne

Stanowią dużą grupę związków prostych z podstawnikiem COOH. Do tej grupy zaliczymy układy alifatyczne, aromatyczne, cykliczne wykazujące odczyn lekko kwaśny. W surowcu roślinnym tworzą połączenia estrowe (takim połączeniem jest wyżej opisana witamina C), sole nieorganiczne, sole alkaloidów. Głównym zadaniem ich jest czynny udział w metabolizmie to jest cyklu Krebsa (Kohlmunzer, 1993). W owocach egzotycznych występuje kilka kwasów godnych uwagi i są to między innymi kwas cytrynowy, kwas jabłkowy. Zawartość tych kwasów jest zróżnicowana w zależności od stopnia dojrzałości lub występować w konkretnej części rośliny (Palka, 2007).

4. Charakterystyka towaroznawcza nowych owoców egzotycznych.

Opisane w podrozdziałach owoce to te, które na przełomie 2010/2011 roku (od września do kwietnia) pojawiały się jako nowe i przyjęły się wśród osób przeze mnie ankietowanych.

4.1. Figa- opuncja figowa

Opuncja figowa, opuncja kaktusowa, prickly pear (Opuntia ficus-indica). Owoc dojrzały ma barwę bardzo jasną delikatnie podbarwiona na żółto, pomarańczowo lub nawet różowo. Miąższ jest bardzo miękki i soczysty lekko kwaśny. Skórka w miarę dojrzewania robi się coraz bardzie czerwona i jest oznaką przydatności do spożycia. Posiada charakterystyczne kropki, jest niejadalna. Figa bardzo źle znosi transport dlatego występuje niezmiernie rzadko choć może być sprowadzana z różnych krajów. Dziś uprawiana w rejonie okołorównikowym .

Dane żywieniowe:

- wartość energetyczna 170 kJ
- składniki odżywcze:
  - -węglowodany 9 g
  - -wapń 48 mg
  - -magnez 29 mg
  - -witamina C 18 mg
- błonnik 5 g

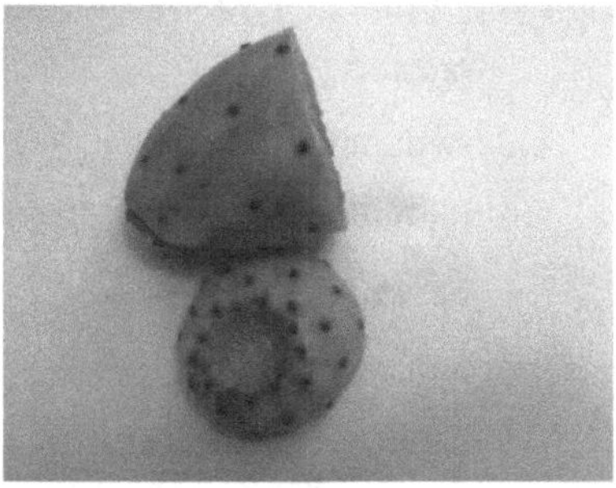

Zdjęcie nr 1

Opuncje bardzo często spotyka się jako składnik aromatycznych herbatek. Drzewo krewniaka opuncji pospolicie znanego fikusa stanowi doskonałą ozdobę wielu domów. Dostępna zimą (Rogers, 1996)

4.2.Granat

Granatowiec właściwy, rajki owoc, chińskie jabłko, pomegranate (Punica Granatum L.). Jest jagodą o bardzo twardej, zdrewniałej skórce koloru kremowego przechodzącej nieco pomiędzy miąższem tworząc charakterystyczne szlaki. Pomiędzy nimi znajduje się jadalna cześć owocu: miąższ o barwie ciemno różowej i charakterystycznej strukturze drobnych soczystych kuleczek.

Starożytni uważali granat za bardzo ciekawy owoc a drobne kuleczki były oznakom płodności kobiety. Bardzo dawno odkryty jako dobre źródło składników odżywczych, znalazły także wiele symboli we wszystkich religiach także u chrześcijan (Bogacz, 2009).

Dane żywieniowe:

- wartość energetyczna 276 kJ
- składniki odżywcze:
  - -węglowodany 14 g
  - -żelazo 0,5 mg
  - -witamina C 14 mg
- błonnik 6g
- barwniki: antocyjany,
- taniny
- elagitaniny: punicalaginy i punicaliny
- kwasy organiczne: cytrynowy, oksalowy, jabłkowy 3% (Rogers, 1996).

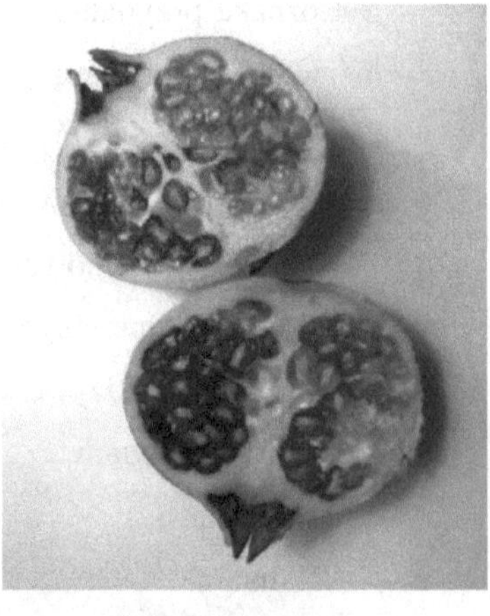

Zdjęcie nr 2

Dzięki zawartości wyżej wymienionych związków granat ma właściwości przeciw utleniające, hamuje niekorzystne zmiany komórek organizmu.

Stosowany w:

-chorobach układu krążenia

-stanach zapalnych

-jako suplementacja: w chorobach starczych np. Altzheimer

schorzeniach wątroby

zaburzeniach erekcji

cukrzycy

Literatura szeroko opisuje właściwości dobroczynne grantu (Bogacz, 2009). Poza tym dzięki zawartości kwasów organicznych doskonale gasi pragnienie. Medycyna chińska wykorzystuje owoc jako pomocny w leczeniu zapaleń dziąseł, owrzodzeń jamy ustnej (Pitchford, 2008).

Medycyna Śródziemnomorskich Krajów wykorzystuje inne części np. kora która zawiera alkaloidy działające niszcząco na tasiemce. Wykorzystywany także w leczeniu biegunek (fresh-market.pl).

Dalej można również zaznaczyć zastosowanie składników granatów w wielu dziedzinach poza zdrowotnych miedzy innymi do barwienia tekstyliów (Pieniążek, 1987). Zastosowanie w życiu człowieka znajdują także nasiona z których wytwarza się linoleum oraz drewno jako surowiec przedmiotów ozdobnych (Procyk, 2001).

4.3 Kaki

Inaczej persymona, hurma, gatunkowo herbanowiec wschodni (Diospyros kaki). Owoc stanowi jagodę, budową bardzo podobny do popularnego w naszym kraju pomidora. Skórka jest nieco owłosiona, koloru czerwonego (Lehari, 2009). Według medycyny wschodu posiada zdolności ochładzające (Pitchford, 2008). W swoim składzie niedojrzały owoc posiada znaczna ilość garbników które nadają smak lekko gorzkawy.

Dane żywieniowe:

- wartość energetyczna 420kJ
- składniki odżywcze:
  - -węglowodany 24g
  - -żelazo 1mg
  - -witamina A 206j.m.
  - -witamina C 14mg
- błonnik 4g

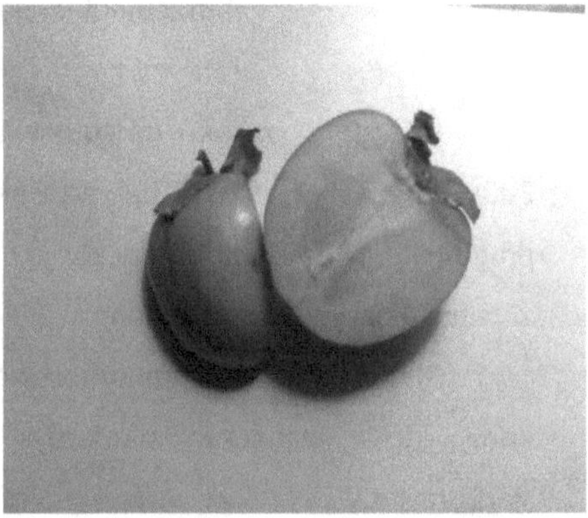

Zdjęcie nr 3

Początki stosowania kaki jako owocu jadalnego były okolice Himalajów i Ameryki Północnej. Gdzie przywarł do niego przydomek "pokarm bogów" lub "jabłko Orientu" (Rogers, 1996).

Obecnie uprawy rozpowszechniają się tam, gdzie można spotkać oliwki czyli Hiszpania, Izrael, Włochy, Francja (Rogers, 1996). We wrześniu i październiku polscy dystrybutorzy importują owoc z Hiszpanii i Francji, od lutego do kwietnia z Brazylii, od kwietnia do czerwca z Chile i Nowej

Zelandii, od maja do lipca z Peru, od września do grudnia z Kalifornii i Florydy (sedi-frutis.at).

Działanie lecznicze owocu wynika z dużej zawartości witaminy i małej zawartości kwasów organicznych. Pierwsza właściwość dość dobrze wpływa na poprawę odporności, natomiast dzięki drugiej może być stosowany u osób z nadkwasotą. Dodatkowo dzięki obecności garbników niedojrzałe w pełni owoce działają lekko ściągająco.

4.4 Karambola

Oskomian pospolity, star apple, star fruit, belimbing asam, belimbing manis, bilimbi, five corners fruit, mafueng, (Averhoa carambola L.) Posiada bardzo ciekawą budowę, na przekroju przypomina gwiazdę. Raczej twardy ale soczysty miąższ o zabarwieniu przeźroczysto żółtym. Smak lekko kwaśny , skórka niejadalna pokryta nalotem. Grzbiety rogów tworzących ramiona gwiazdy podczas dojrzewania ciemnieją do koloru brązowego.

Dane żywieniowe:

- wartość energetyczna 150 kJ
- składniki odżywcze:
  - -węglowodany 8 g
  - -białka 1 g
  - -tłuszcze 1 g
  - -żelazo 1,5 mg
  - -potas 195mg
  - -sód 5 mg
  - -witamina A 360 j.m.
  - -witamina C 35 mg
- błonnik 1 g (Rogers J.)

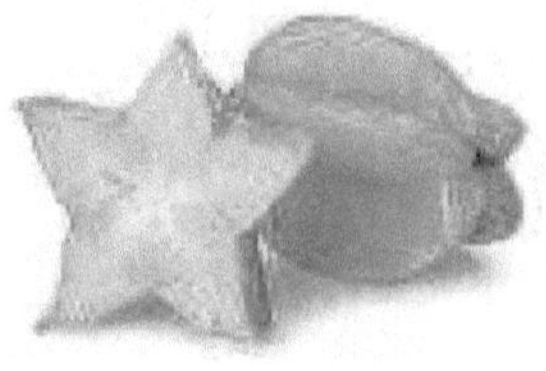

Zdjęcie nr 4

Krajem rodzinnym karamboli jest Malezja. Teraz eksportowana także z Brazylii, Izraela (sedi-fruits.art).

4.5 Kumkwat

Kumkwat japoński (Fortunella japonica), kumkwat perłowy (Fortunella margarita), złota pomarańcza, kumquat. Wyglądem przypomina wydłużoną pomarańczo-cytrynę, jest znacznie mniejszy. Nie należy do cytrusów. Cały owoc przeznaczony jest na do konsumpcji. Posiada cienką skórkę i jest podzielony tak jak pomarańcz na fragmenty. W smaku jest znacznie mniej kwaśny od cytryny, bardziej aromatyczny. Zawiera pestki.

Dane żywieniowe:

- wartość energetyczna 50 kJ
- składniki odżywcze:
  - -węglowodany 3 g
  - -witamina C 7 mg
- błonnik 4 g

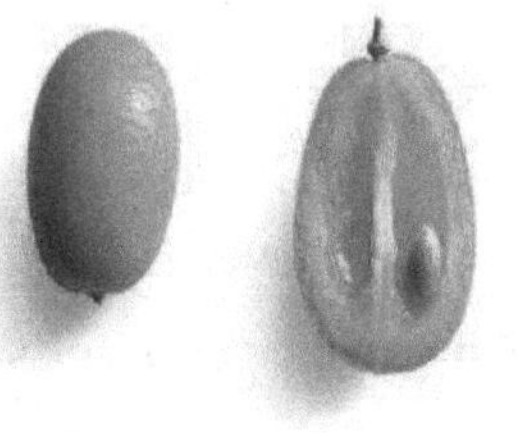

Zdjęcie nr 5

Importuje się je głównie z Chin, one też są krajem rodzinnym. Jest jednym z nielicznych owoców egzotycznych odpornych na mróz (Pieniążek, 1987).

Bardzo popularne są przetwory takie jak marmolady, oraz kandyzowane kumkwaty. W Chinach tradycja jest obdarowywania się zasadzonym drzewkiem kumkwatu z okazji Nowego Roku (Karabela, 2010).

4.6 Liczi

Chińska śliwka, bliźniarka, lychee, (Litchi chinensis, Sapindaceae). Posiada bardzo ciekawą budowę. Nieco przypominającą kształtem duże grona winnych krzewów otoczone cienką, łamliwą dość skórzastą skórka. Barwa od przeźroczystej do delikatnie różowej. W środku znajduje się duża pestka. W smaku ciut kwaśniejsze od winogron. Surowca stosunkowo mała ilość w porównaniu z pestką i skórka które są niejadalne. Pomimo tego same owoce są sycące. W dawnych czasach w Chinach podawano je jako źródło ognia węglowodanów do spalania tłuszczy czyli nasz pospolicie zwany deser.

Liczi obecnie występuje w większości krajów o okołorównikowych, chodź kolebką i ojczyzną są Chiny. Specyfika klimatu pozwala w swobodny sposób kwitnąć i owocować roślinie (choć tylko jeden raz w roku od maja do lipca). Z jednego drzewa uzyskuje się dorodne plony sięgające do 200kg.

Owoce świeże są trudne w przechowywaniu i konserwacji. Kiedyś gdy trudniej było szybko przetransportować na rynek polski stosowano mrożonki oraz kompoty (Pieniażek, 1987).

Dane żywieniowe:

- wartość energetyczna: 290kJ
- składniki odżywcze:
  - -węglowodany 16g
  - -żelazo 0,5mg
  - -Witamina C 49mg
- błonnik 1,3g

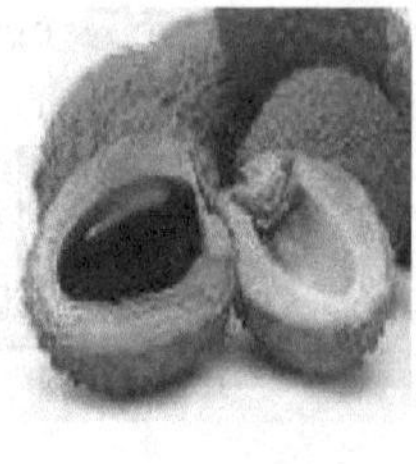

Zdjęcie nr 6

Najstarsze drzewo opisywane znajduje się w Foczu (południowo-zachodnia część Chin), zasadzone wg historii 1300 lat temu przez mnicha (Karabela, 2008).

4.7 Mango

Owoc bogów, owoc drzewa pięciu smaków (Magnifera Indica). Jest dość dużym owalnym owocem o gładkiej, cienkiej ale dość twardej skórce koloru od zielonego przez żółtawy po czerwony. Miąższ jest koloru zwykle jasno pomarańczowego. W środku duża pestka. W smaku łączy w sobie brzoskwinie, ananasa i trochę żywicy naturalnej co tworzy wyborną kompozycję. W zależności od miejsca uprawy i słońca może przybierać smak bardziej słodki sok o konsystencji lepkiej lub bardziej żywicy. Pierwszy uprawiany na terenach Tajlandii, drugi zaś w Indiach (Pieniążek, 1987).

Dane żywieniowe:

- wartość energetyczna 300 kJ
- składniki odżywcze:
  -węglowodany 15 g
- Witamina A 200 j.m.
- Witamina C 36 mg
- beta karoten 2350mikrog
- błonnik 2 g

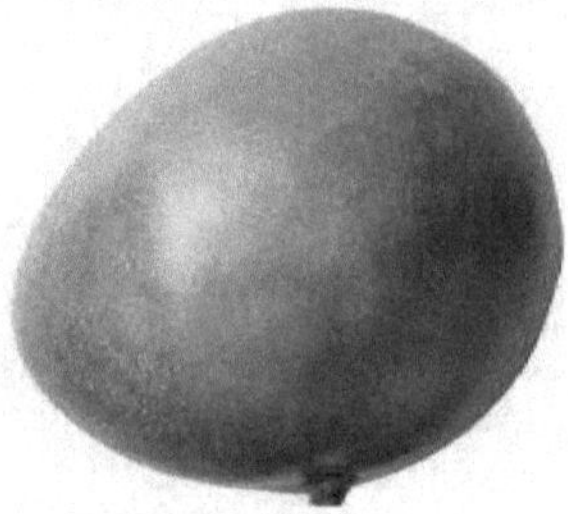

Zdjęcie nr 7

Antyoksydanty w zawarte w soku owoców działają korzystnie na układ krążenia, wspomagają odporność. Poznano tez lecznicze działanie ich w przypadku anemii oraz anoreksji (Druri, 2010).

4.8 Pitaja

Pitaya, dragonfruit (Hylocereus speciens) jest egzotycznym unikatem rynków europejskich gdyż występuje bardzo rzadko. Posiada oryginalną budowę dość zgodną z prostym tłumaczeniem angielskiej nazwy “dragon fruit”. Przyjmuje barwę silnie różową, w środku jasną. Posiada drobne jadalne pestki. Pitaja jest owocem raczej ozdobnym właśnie dzięki swojej budowie i kolorystyce (Lehari, 2009).

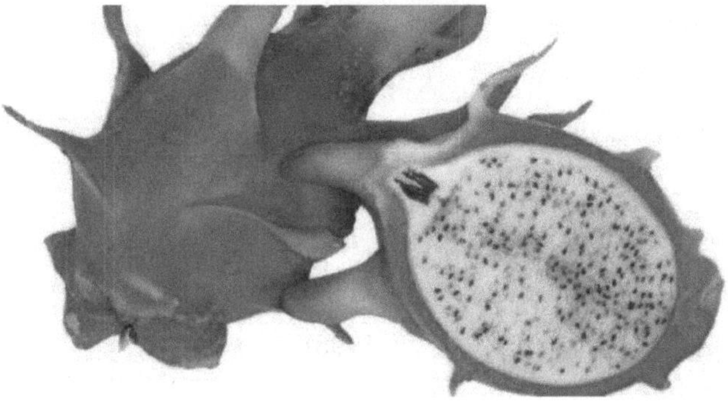

Zdjęcie nr 8

4.9 Pomelo

Pomela, pumela, szadok, shaddock (Citrus gradnis). Wyglądem przypomina grejpfruta, jest jego krewnym. Skórka jest znacznie grubsza od pozostałych, cytrusów niejadalna. Smak ma mniej charakterystyczny niż cytryna bądź grejpfrut, bardziej wodnisty. Miąższ typowy dla rodziny cytrusów. Z zewnątrz zielony w środku jasno różowy.

Dane żywieniowe:

- Wartość energetyczna: 190kJ
- Składniki odżywcze:

-białko 1 g

-węglowodany 11 g

-Witamina C 45 mg

- błonnik 0 g (Rogers, 1996)

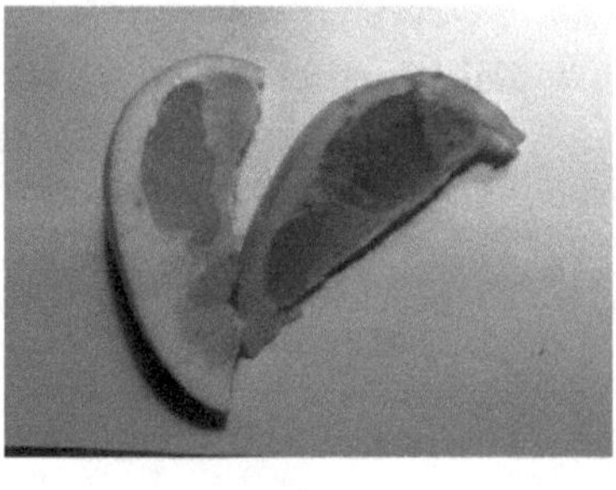

Zdjęcie nr 9

4.10 Tamarillo

Pomidor drzewiasty, zgrabka grubolisna, Cyfamandra grubolistna (Cyphomandra betacea, Solanaceae). Owoc-jagoda jest jajowaty w barwach od żółtej przez pomarańczową nawet aż do ciemno purpurowej. Miąższ jest miękki dość ciężko oddziela się od skórki. Jest bardziej słodki od skorki.

Dane żywieniowe:

- Wartość energetyczna: 110kJ
- Składniki odżywcze:

-węglowodany	4g
-fosfor	40mg
-żelazo	0,7
-witamina A	155j.m
-witamina C	15mg
-błonnik	5g

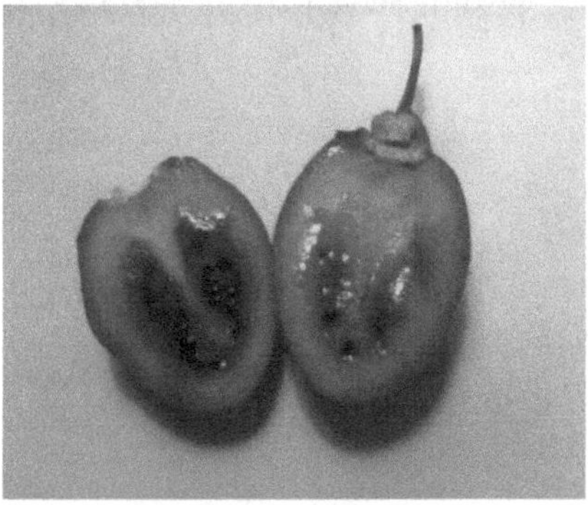

Zdjęcie nr 10

Pierwotnym miejscem zamieszkania były okolice Ekwadoru, Peru i Boliwii skąd rozprzestrzeniła się. Teraz największy udział w uprawie maja kraje Afryki. Spotykana także w chłodniejszych rejonach np. Andach na wysokości 1000-2500 m.n.p.m. (Lehari, 2009)

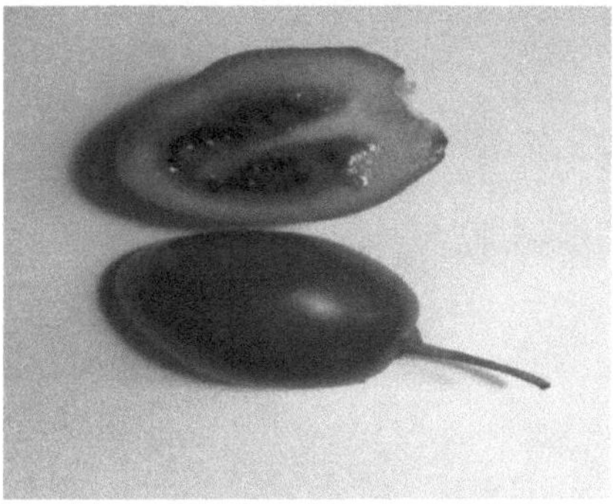

Zdjęcie nr 11

4.11 Owoce o wyjątkowym składzie

Spośród owoców egzotycznych można wymienić gatunki które stanowią cenne źródło pewnych składników. Same te owoce nie będą opisywane przeze mnie w pracy. Rola ich jest bardzo ważna, wiec warto o nich wspomnieć, patrząc z perspektywy konkretnych składników pokarmowych. Zostało to przedstawione w postaci tabeli.

Lp.	Składnik pokarmowy	Owoce egzotyczne w których występuje
1	Witamina A, prowitaminy	Morele, mango
2	Witamina D	Awokado,
3	Witamina E	Ananas, banan
4	Witamina K	Awokado,
5	Witaminy grupy B	Awokado, granat,
6	Witamina H	Awokado,
7	Witamina C	Kiwi, pomarańcza,
8	Ca	Ananas, banan, cytryna, melon, morela
9	K	Awokado, daktyle, ananas, banan, brzoskwinia, figa, grapefruit, kiwi,
10	Mg	Banany, daktyle, ananas, brzoskwinia,
11	Cu	Daktyle
12	Ko	Morele,
13	Ni	Banany,
14	Mn	Cytryna,
15	Kwas foliowy+ witamina grupy B	Melon, morela, figa,

Tab. 4.1. Składniki pokarmowe występujące w owocach. *Źródło:* Opracowanie własne na podstawie "Witaminy i składniki mineralne": J. Ring, Wyd. MUZA są Warszawa 97, "100 roślin w twojej kuchni": M. Szustakowska-Chojnacja, PZWL

5. Regulowania i wymagania dla owoców egzotycznych

Współczesny rynek wykazuje bardzo duże otwarcie na producentów. Dotyczy to wielu dziedzin nie tylko żywności. Jednak w przypadku produktów spożywczych, wszelkie informacje o nich powinny dostępne dla konsumenta i dość skrupulatnie kontrolowane. Ważnym jest, aby zachować swoiste działania środka spożywczego i uniknąć przedostania się do organizmu substancji szkodliwych powstałych w wyniku złej jakości surowca. W tym rozdziale omówiono nowe uregulowania prawne i wymagania obrotu handlowego dotyczące owoców egzotycznych.

Najważniejszym zarówno dla konsumenta, wszystkich organów zajmujących się ustanawianiem i kontrolą prawa żywnościowego jak i dla dystrybutorów zawsze powinno być zachowanie bezpieczeństwa żywności. Bardzo ważnym staje się właściwa praktyka produkcyjna, transportowa jak i higiena zachowana w całym cyklu życia produktu.

Po wstąpieniu do Unii Europejskiej zmieniło się wiele na płaszczyźnie ustawodawstwa handlu żywnością. Regulacji poddawane są takie parametry jak zawartość podawanych pestycydów, szeregu cech organoleptycznych oraz konkretnych kroków, które powinny być zachowane na poszczególnych etapach produkcji. I handlu. Polskich producentów i dystrybutorów obowiązuje rozbudowane prawo żywnościowe, w myśl, którego powinni przestrzegać normy charakteryzujące bardzo dokładnie w jaki sposób powinny wyglądać owoce trafiające do rąk konsumentów.

Jeżeli chodzi o import towarów roślinnych kontrolą jakości takiego produktu zajmuje się Państwowa Inspekcja Sanitarna. Do jej zadań należy weryfikacja surowców roślinnych sprowadzanych na teren Polski spoza krajów członkowskich. Odbywa się ona tylko na tej płaszczyźnie gdyż bezpośrednio organ ten nie jest w stanie nadzorować w żaden sposób procesu produkcji. Partia produktu który ma być dopuszczony do obrotu podlega szczegółowej granicznej kontroli dotyczącej głównie dokumentacji. Produkt dopuszczony do obrotu powinien zawierać szereg deklaracji producenta dotyczących pochodzenia, badań laboratoryjnych odnoszących się do substancji obcych produktu, zanieczyszczeń i substancji dodatkowych a także charakterystykę transportu i ogólne oględziny towaru.

W przypadku krajów członkowskich obowiązuje swobodny przepływ towarów. Istnieją jednak zasady, które zapewniają poczucie bezpieczeństwa żywności. Wśród nich należy wymienić: orzeczenie Cassis (wzajemnego uznania), system RASFF[1]. (Taczanowski, 2009)

Najnowsze rozporządzenia normalizują szczegółowo dziesięć najważniejszych owoców dopuszczonych do handlu. W tym do egzotycznych należą: cytrusy, brzoskwinie, nektarynki, winogrona. Natomiast ogólnym normom zapisanym w rozporządzeniach Komisji (WE) Nr 1221/2008 oraz 771/2009 jest objęta pozostała część owoców. Zostało wydane w celu zobrazowania sposobu zrozumienia odpowiednich ustaw Prawa Żywnościowego dotyczącego głównych cech organoleptycznych owoców. Normy ogólne zawierają takie punkty jak:

3. minimalne wymagania dotyczące jakości czyli że owoce powinny być całe, wolne od szkodników i obić, ciał obcych, powinny mieć charakterystyczny dla siebie smak i zapach, o odpowiedniej wilgotności.
4. wymagania dotyczące dojrzałości
5. zakresy tolerancji jakie przyjmuje prawo (Dz. U. Nr.1221/2008)

Poza tym istnieją dwa rozporządzenia regulujące handel owocami:

---

1 RASFF- Rapid Alert System for Food and Feed

- „Rozporządzenie Rady (WE) nr 1234/2007 z dnia 22 października 2007 r. ustanawiającego wspólną organizację rynków rolnych oraz przepisy dotyczące niektórych produktów rolnych („rozporządzenie o jednolitej wspólnej organizacji rynku") (Dz. U. L 299 z 16.11.2007, str. 1 – 149, z późniejszymi zmianami),

- Rozporządzenia Komisji (WE) nr 1580/2007 z dnia 21 grudnia 2007 r. ustanawiającego przepisy wykonawcze do rozporządzenia Rady (WE) nr 2200/96, (WE) nr 2201/96 i (WE) nr 1182/2007 w sektorze owoców i warzyw (Dz. U. L 350 z 31.12.2007, str. 1 – 57, z późniejszymi zmianami)" (www.ijhar-s.gov.pl)

Osoby handlujące owocami powinny działać tak, aby zapewnić dostarczenie jak najlepszego produktu. W Polsce istnieje jeszcze Inspekcja Jakości Handlowej Artykułów Rolno-spożywczych. Do jej celów można zaliczyć między innymi kontrolę handlowa produktów które trafiają na rynek. Zasady, cele jej zostały ujęte w Dzienniku Ustaw z 2001 r. Nr 5, pozycja 44. (www.ijhar-s.gov.pl)

6. Omówienie zebranych danych dotyczących owoców.

Sektor rynku zajmujący się owocami jest dość duży i wciąż się rozwija. W celu charakteryzacji tego sektora zebrałam dane odnoszących się do spożycia, struktury, finansowania oraz dostępności owoców. Literatura wciąż nie wyszczególnia wśród dostępnych danych owoców egzotycznych. Statystyki wciąż wybiórczo i skąpo podają dane o owocach tropikalnych.

W ostatnich 10 latach dane wskazują na 4% tempo rozwoju gospodarki Polski. Różnie wyglądało to w kolejnych latach. Do 2008 roku rozwój stopniowo rósł nawet do 6%, jednak po kryzysie zwolnił znacząco. Ostatnie dane mówią o 3,5% wzroście PKB w 2010 roku. Rozwijająca gospodarka korzystnie wpływa na wysokość dochodów a tym samym na odpowiednie wysokie wydatki na żywność mniej dostępną, jaką bez wątpienia stanowią owoce egzotyczne. Ostanie tendencje wskazują na wzrost popytu na żywność. Patrząc na wydatki na ten cel w gospodarstwach domowych uwzględniając stałe ceny wzrosły o 20% w roku 2009 w porównaniu z 1999. Natomiast rósł znacznie wolniej niż spożycie pozostałych dóbr i usług z budżetu gospodarstw domowych.

Przyglądając się informacji z dawniejszych lat można wskazać na pewne tendencje utrzymujące się przez dłuższy czas w spożyciu owoców. Stabilnym staje się wzrostowy trend w ich spożyciu. Zmienia się ich struktura spożycia (Strojewska, 2011).

W ostatnim dziesięcioleciu było różnie z zaobserwowanym w latach ubiegłych trendem. W danych pochodzących z różnych źródeł dało się zauważyć efekty kryzysu gospodarczego. Wówczas spożycie owoców zmalało znacznie natomiast teraz kierunek zmian wraca do normy z lat dziewięćdziesiątych ubiegłego wieku.

Wyk. 6.1.: Przeciętne miesięczne spożycie owoców w kg/osobę w latach 1999-2009 (dane FAOSTST)

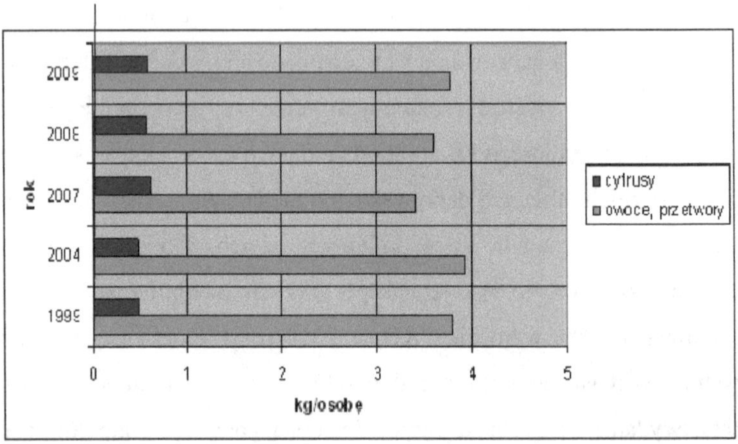

	1999	2004	200 7	2008	2009
Owoce, przetwory	3,78	3,91	3,4	3,59	3,77
Cytrusy	0,49	0,48	0,62	0,59	0,6

Analizując spożycie poszczególnych owoców zmianie uległo ich proporcje. Znaczny spadek konsumpcji (ok 23%) zanotowano dla jabłek i bananów. Ich miejsce prawdopodobnie zajęły cytrusy.

Spożycie owoców w Polsce stanowi ok 42% średniego spożycia krajów Unii Europejskiej. W 2007 roku u nas wynosiło ono 50 kg/osobę do 121 kg/osobę w Unii Europejskiej. Według statystów i ekonomistów ta różnica ulegnie zmniejszeniu dzięki stopniowemu wzrostowi gospodarczemu.

Owoce i warzywa podrożały. Dla owoców zanotowano wzrost cen o 39,2% przy generalnych podwyżkach cen żywności ok 41% (Świetlik, 2010). Należy dodać, że smozaopatrzene na owoce polskich konsumentów (spożycie z pominięciem rynku) ulega zmniejszeniu. Wpływa ono na zmianę struktury naszych wydatków konsumpcyjnych. Większą część wydatków lokuje się w na rynku, który związany jest z większym spożyciem owoców egzotycznych. Samozaopatrzenie nie jest możliwe w Polsce z powodu wymagań klimatycznych owoców tropikalnych (Kazimierczak, 2007).

Na zmianie struktury produkcji i kupna owoców miało wpływ wstąpienie Polski do Unii Europejskiej . Zwiększył się import owoców południowych który przyczynił się do spadku spożycia owoców krajowych (Nosecka, 2010). Dane z lat 2008 i 2009 przedstawia tabela 6.2.

	2008	2009
Owoce	1169,5	1073,6
Cytrusy	426,1	425,6
Banany	254,1	222,6
Pozostałe	498,3	625,4

Tab. 6.2. Import wybranych towarów w tysiącach tys. ton. *Źródło:* Dane statystyczne tabela 9.(462) s 606

Roczniki statystyczne podają, iż przed wstąpieniem do Unii Europejskiej import owoców równy był niższy. W roku 2002 kształtował się w granicach 427,1 tys. ton owoców czyli mniej niż połowa (Rocznik statystyczny, 2003).

Warto jeszcze dodać, że na import owoców w 2009 przeznaczono 2941,3 mln złotych co stanowi 1,31% wartości rynku spożywczego w Polsce (Roczniki statystyczny, 2010).

Do najczęściej sprowadzanych owoców można zaliczyć: cytryny, banany, pomarańcze, mandarynki, winogrona, awokado, brzoskwinie, nektarynki, grejpfruty, ananasy. Stanowią one podstawowe rynku owoców południowych. Sprowadzane są bardzo często nieomalże dostępne przez cały rok. W ostatnich czasach natomiast coraz więcej sklepów zaopatruje się w nowe owoce egzotyczne. Rynek ten staje się bardziej różnorodny. Takie tendencje spotkać można zwłaszcza w bardzo dużych marketach sieciowych. Do pojawiających się przez ostatni rok można zaliczyć nowe na polskim rynku: mango, melon, granat, pomelo, karambola, kaki, liczi, tamarillo, kumkwat, pitaja. Wciąż sprowadza się je w niewielkich ilościach. Nie znalazłam niestety dokładnych danych opisujących te wartości (www.polmex.pl).

Pomimo rosnącej wciąż konsumpcji ogólnej owoców nadal przeciętne spożycie na jedną osobę w gospodarstwie domowym nie spełnia rekomendowanych przez Instytut Żywności i Żywienia norm spożycia. Godne uwagi są badania ankietowe publikowane w rocznikach Państwowego Zakładu Higieny w 2008 roku oceniające spożycie warzyw i owoców przez studentów gdańskich uczelni. Badania wskazują na małe spożycie tej grupy produktów, warto więc rozszerzać świadomość w tej dziedzinie, gdyż badania wyraźnie wskazują deficyty w spożyciu (Czaja, 2009).

7. Omówienie ankiety

7.1 Metoda i Metodyka badawcza

W celu zebrania niezbędnych informacji przeprowadzono badania ankietowe w oparciu o kwestionariusz ankietowy opracowany na potrzeby niniejszej pracy (kwestionariusz w załączeniu). Kwestionariusz składał się z 10 pytań o charakterze otwartym i zamkniętym. Respondenci mieli za zadanie udzielić odpowiedzi na wszystkie pytania. Każdemu przysługiwał jeden arkusz.

W celu orientacji w rynku lokalnym nowych owoców tropikalnych obserwowano jakie owoce pojawiają się w trzech sklepach Gdańska: Bomi, Piotr i Paweł, Biedronka w trzecim tygodniu każdego miesiąca. Zebrane dane przedstawiono w tabeli numer 7.1. Informacje te stały się pomocne przy układaniu pytań ankietowych oraz wyborze do opisu towaroznawczego.

Ankieta została przeprowadzona w kwietniu 2011 roku, tuż po zebraniu niezbędnych informacji o rynku owoców egzotycznych. Wszystkie pozyskane informacje zostały zestawione w programie Excel 1997 firmy Microsoft.

Miesiąc	Odwiedzane sklepy	Dostępne owoce egzotyczne
Październik	Bomi	Pomelo, liczi, tamarillo, grejpfrut
	Piotr i Paweł	Karambola, liczi, tamarillo, grejpfrut, granat, melony
	Biedronka	Liczi, pomelo, kaki, grejpfrut
Listopad	Bomi	Tamarillo, granat, grejpfrut
	Piotr i Paweł	Tamarillo, melony, grejpfrut, granat, opuncja figowa, karambola
	Biedronka	Pomelo, grejpfruty
Grudzień	Bomi	Kiwi, karambola, grejpfrut
	Piotr i Paweł	Karambola, kiwi, pomelo, kumkwat, figa
	Biedronka	Pomelo, kiwi
Styczeń	Bomi	Kaki, pomelo, mango
	Piotr i Paweł	Pitaja, karambola
	Biedronka	Kaki, pomelo
Luty	Bomi	Melony, tamarillo, mango
	Piotr i Paweł	Liczi, melony, kumkwat, karambola
	Biedronka	Liczi, pomelo, mango, grejpfrut
Marzec	Bomi	Tamarillo, granat, melon
	Piotr i Paweł	Kumkwat, mango, grejpfrut, melon
	Biedronka	Liczi, mango, pomelo, grejpfrut, kaki
Kwiecień	Bomi	Granat, mango, melon, grejpfrut
	Piotr i Paweł	Granat, mango, melon, grejpfrut
	Biedronka	Mango, melon, grejpfrut
Owoce dostępne przez cały okres obserwacji		Cytryny, pomarańcze, banany, mandarynki, awokado, winogrona, brzoskwinie, nektarynki, ananasy,
Owoce, których obecności nie stwierdzono w okresie obserwacji		czerymoja, sapodilla, guawa,marakuja, miszpelnik, figa pospolita, papaja, nashi, mangostan

Tab.7.1.Owoce egzotyczne dostępne w marketach: Bomi, Piotr i Paweł, Biedronka w okresie październik-kwiecień. 2010/2011 (własne obserwacje)

7.2 Charakterystyka respondentów

W ankiecie brało udział 48 osób. Przeszło 87% z nich to młodzież studiująca w wieku 20-25 lat. Respondenci pochodzili ze wsi, jak i z małych miasteczek do 50 tys. Mieszkańców oraz miast o liczbie 51-150 tys. Mieszkańców.

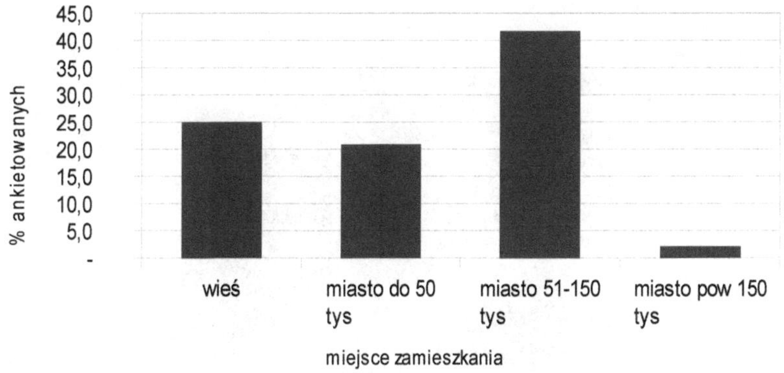

Wyk. 7.2. Charakterystyka respondentów pod względem miejsca zamieszkania (wyrażona w % ankietowanych)

Wśród początkowych pytań charakteryzujących ankietowanych znalazło się pytanie 'Jak oceniasz swój status materialny' na które 58,33% odpowiedziało, że jest on dobry. Natomiast 27,1% odpowiedziało, że średni, a 8,4% uznało, że jest on bardzo dobry. Status materialny oraz miejsce zamieszkania stały się odnośnikiem do późniejszych analiz.

7.3 Omówienie wyników badania

Na pytanie o częstotliwość spożywania owoców w gospodarstwie domowym najwięcej osób odpowiedziało, że 2-3 razy dziennie. Takich osób było więcej niż 50%. Niewiele mniej uznało, że spożywa je mniej niż raz dziennie. Nieliczni spożywają więcej niż 3 razy dziennie owoce. Według WHO zalecane jest spożywanie 400g owoców co przekłada się na 3-5 średnich porcji (Halicka, 2006).

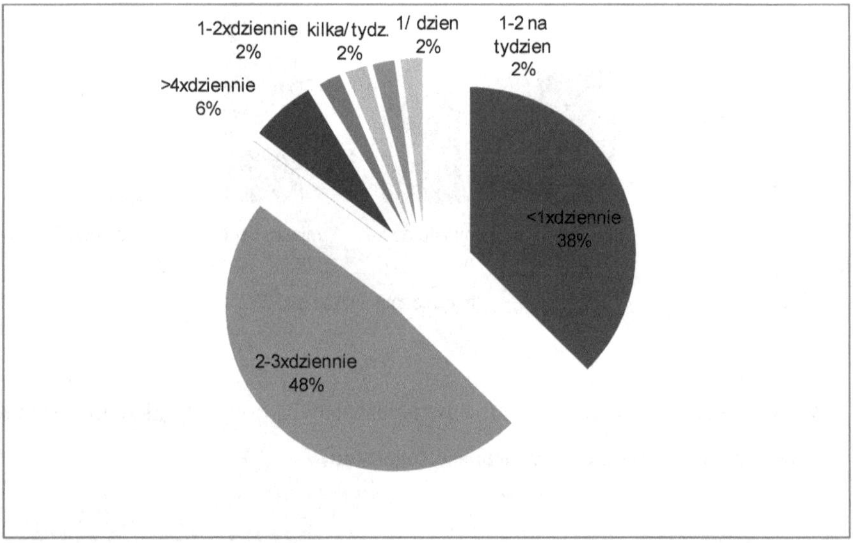

Wyk.7.3. Częstotliwość spożywania owoców przez respondentów.

Na częstotliwość spożywania owoców wpływ ma wiele czynników od preferencyjnych po materialne. Spożycie deklarowane jest stosunkowo dużym w zestawieniu z deklarowanym statusem materialnym. Choć nie spełniającym przytoczonym przeze mnie zaleceń.

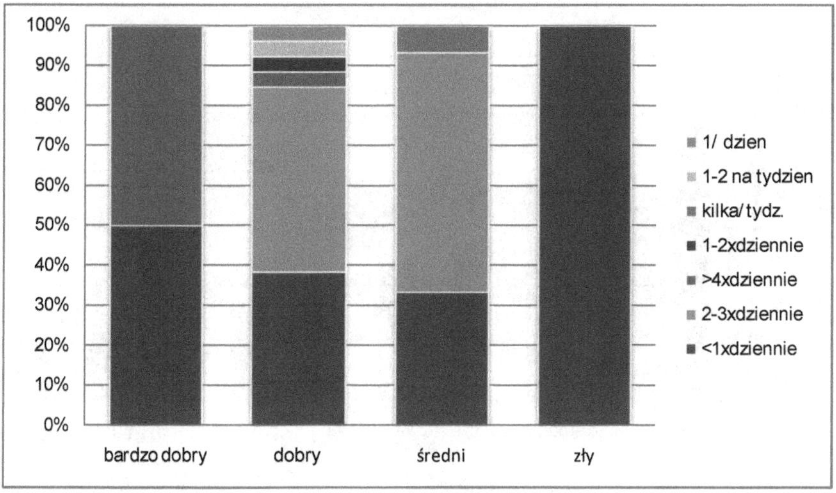

Wyk.7.4.Struktura deklarowanego spożycia owoców według statusu materialnego

Kolejne pytanie było pytaniem otwartym. Ankietowany miał za zadanie wypisać owoce, które najczęściej spożywa. Wyniki przedstawiono na wykresie numer 7.3

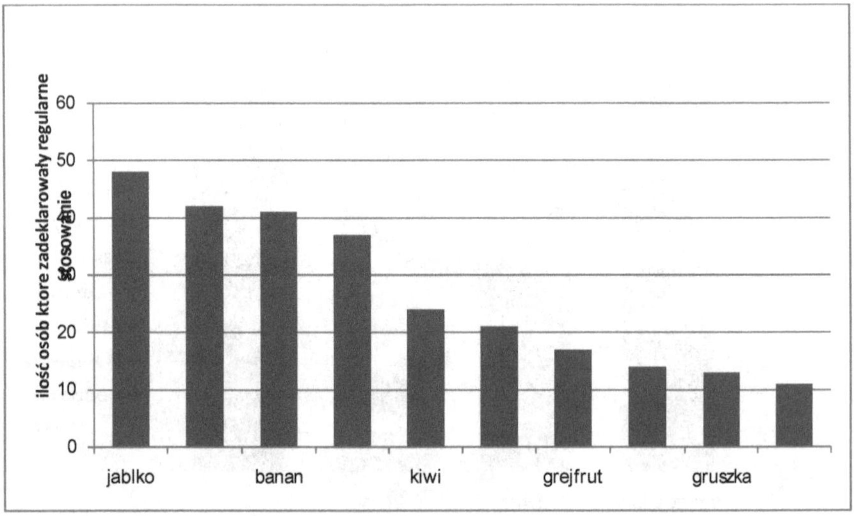

Wyk.7.5 Dziesięć najczęściej spożywanych owoców

Najczęściej spożywanym przez respondentów owocem były jabłka. Wśród często wymienianych owoców znajdowały się również owoce południowe. Respondenci wymieniali tez tak rzadkie owoce jak liczi, pomelo czy kiwi.

Respondentom zadano pytanie o wpływ sezonowości owoców na ich spożycie Większość ankietowanych zadeklarowała, że kupuje i spożywa rożne owoce, nie koniecznie kupując je tylko w sezonie.

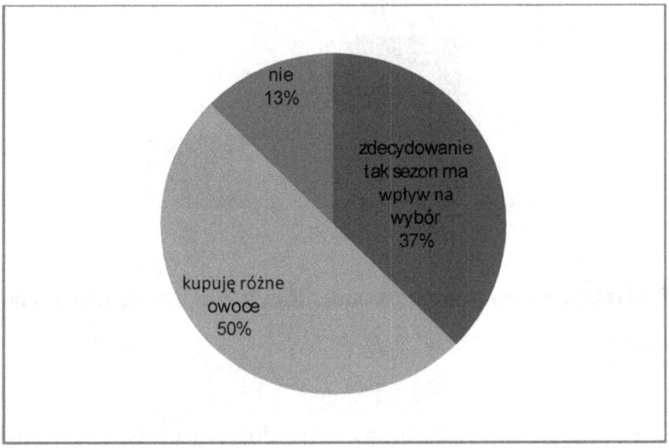

Wyk.7.6 Wpływ sezonowości na spożycie owoców.

Oddzielne pytanie ankiety dotyczyło otwartości na nowe owoce egzotyczne. Wśród ankietowanych przeszło 70% próbuje nowości na rynku lokalnym. Respondenci na ogół nie boją się spożywania nowych produktów. Jednak ok. 30% spośród nich cechuje neofobia. Zjawisko to jest ostatnio często obserwowane wśród konsumentów. Badania mówią, że grupą wykazującą w największym stopniu tendencje neofobiczne są osoby starsze po 60 roku życia i stanowią 25% populacji. Wśród osób w przedziale wiekowym 20-29 lat nie obserwuje się najmniejszy stopniem food nofobią ale dotyczy aż 8,1 % populacji (Babicz-Zielińska, 2009).

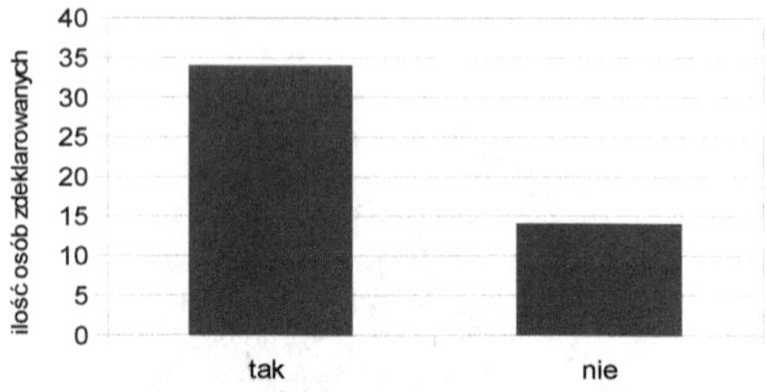

Wyk.7.7.Deklarowana przez respondentów gotowość do konsumpcji owoców egzotycznych

Zestawiono również informacje dotyczące statusu materialnego i gotowości do spożywania nowych na rynku owoców egzotycznych. [Wyk.7.6.]

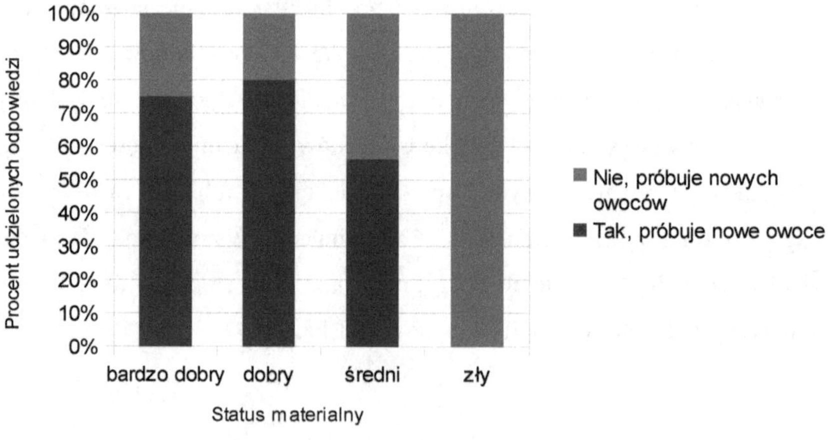

Wyk. 7.8. Gotowość do spożywania nowych owoców na rynku według statusu materialnego

Można zauważyć, że status materialny ma wpływ na gotowość do spożycia nowych owoce egzotyczne. W grupie osób deklarujących zły status materialny nie ma nikogo, kto jest gotowy do spożycia nowych owoców egzotycznych. Wraz ze wzrostem oceny swojej pozycji finansowej rośnie chęć kupowania nowości tego sektora.

Literatura podaje również wiele innych determinant spożycia owoców. Nie da się zawęzić grupy do jednego przedstawiciela. Jak wynika z badań wpływ mają oprócz czynników ekonomicznych także kulturowe i społeczne uwarunkowania. Także cechy organoleptyczne produktu oraz świeżość oddziałują na zakup (Czarnocińska, 2003).

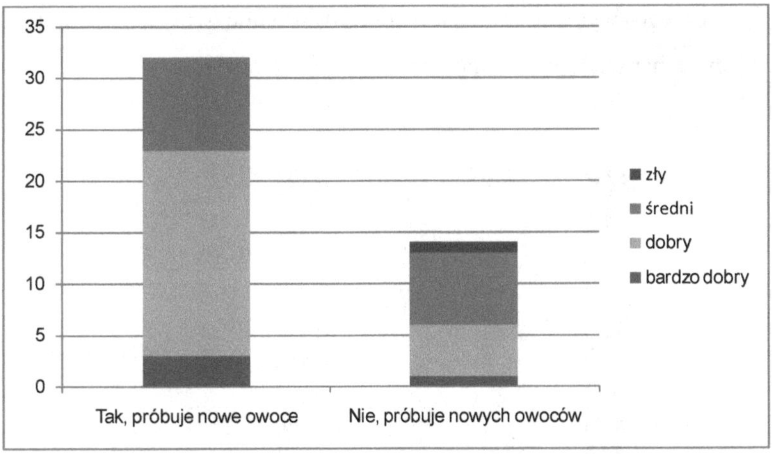

Wyk.7.9. Status materialny według otwartości na owoce egzotyczne.

Grupa osób próbujących nowe owoce egzotyczne ocenia siebie jako zamożniejszą. W grupie tej nie ma osób, które uważają, iż ich status materialny jest 'zły'. Znaczna część ponad 60% ocenia swój status materialny na dobry.

Wpływ na odpowiedz w tym pytaniu może mieć również, zmienna dostępność owoców w wybranych sklepach. Nie zawsze owoce są obecne w mniejszych miastach. Asortyment może być znacznie ograniczony co wpływa na możliwość próbowania rzadkich owoców. Jednak badania przedstawiają, że im mniejsze miejsce zamieszkania tym gotowość do spożycia jest większa. Wykres numer 7.8. przedstawia tą zależność.

Mogę przypuszczać, iż cześć ankietowanych jako miejsce zamieszkania zaznaczyło miejsce urodzenia. Ankietowani w większości są studentami Gdańskich uczelni (Charakterystyka respondentów rozdział 7.2.), rozumiem przez to, iż maja dostęp do nowych owoców egzotycznych. Nawet gdyby ten dostęp był co pewien czas.

Z tego wykresu można natomiast wysnuć wniosek, iż ankietowani wiejscy są bardziej gotowi spożywać owoce egzotyczne.

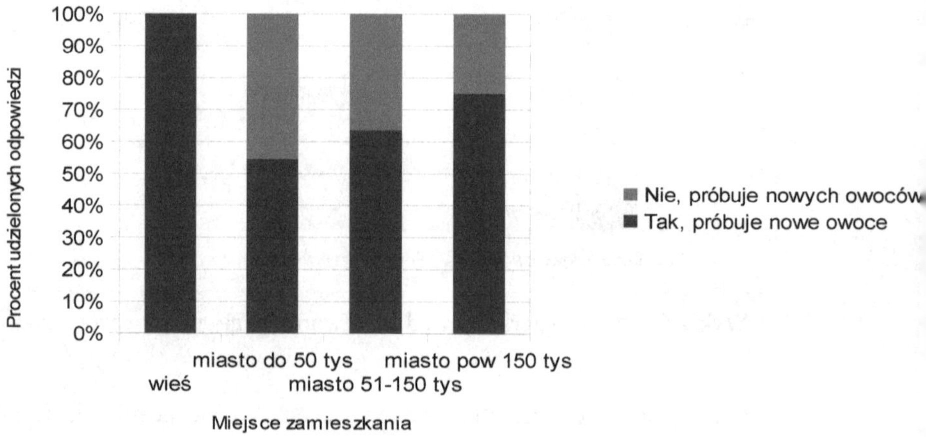

Wyk.7.10. Gotowość spożywania owoców egzotycznych według miejsca zamieszkania.

Na kolejne pytania odpowiedzi udzielała tylko ta część respondentów, która zadeklarowała, że spożywania owoce egzotyczne. Na pytanie o częstotliwość spożywania owoców egzotycznych ¼ ankietowanych udzieliła odpowiedzi “raczej niż raz w tygodniu” i „raz w tygodniu”

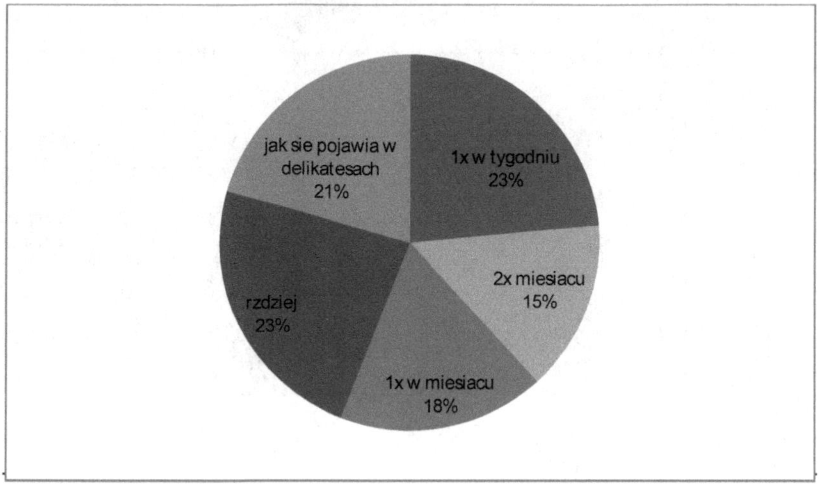

Wyk.7.11.Częstotliwość stosowania owoców egzotycznych

Respondentom zadano również dwa pytania dotyczące znajomości i preferencji owoców egzotycznych. Większości ankietowanych owoce te były znane, jednak nie wszystkie z nich były szczególnie lubiane.

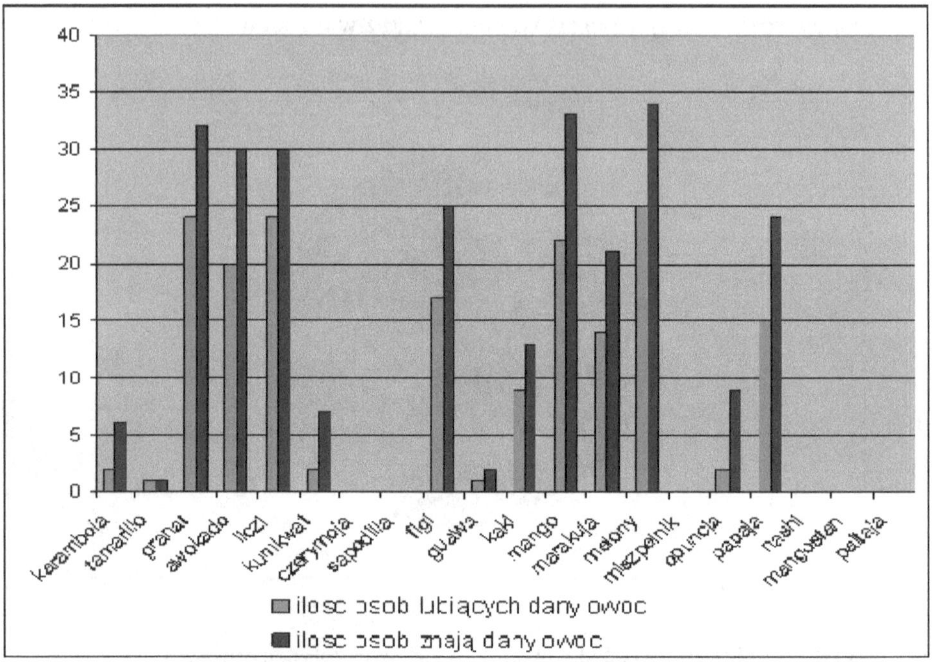

Wyk.7.12.Znajomość i preferencje ankietowanych dotyczące owoców egzotycznych

Na znajomość owoców ma wpływ miejsce zamieszkania (Wyk.7.11). Z zebranych danych wynika że osoby zamieszkujące w większych miastach odznaczają się większą znajomością owoców egzotycznych w porównaniu z osobami zamieszkującymi tereny wiejskie.

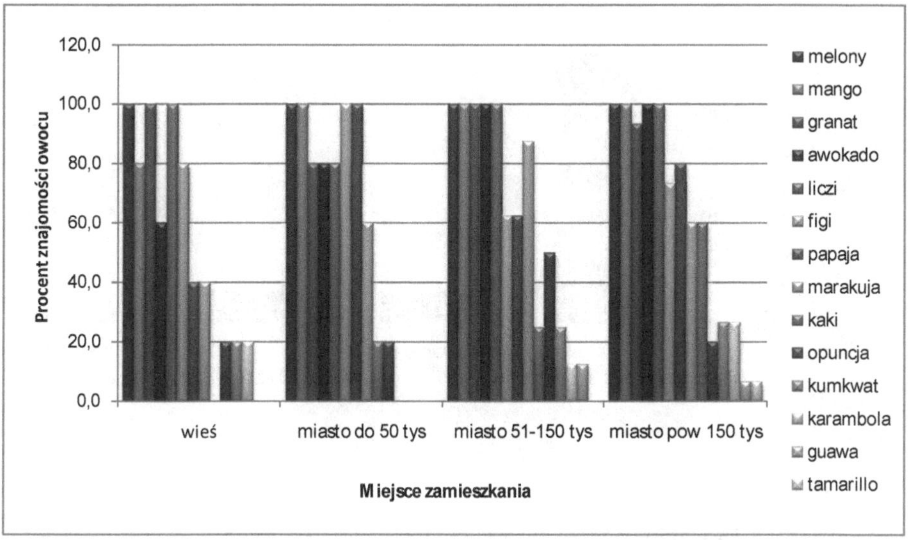

Wyk. 7.13. Znajomość owoców egzotycznych według miejsca zamieszkania.

Ankietowani zdecydowanie najczęściej zaznaczali odpowiedź, że owoce egzotyczne spożywają przez chęć poznania nowego smaku. Nieliczni stosują je w kuchni i w celach zdrowotnych.

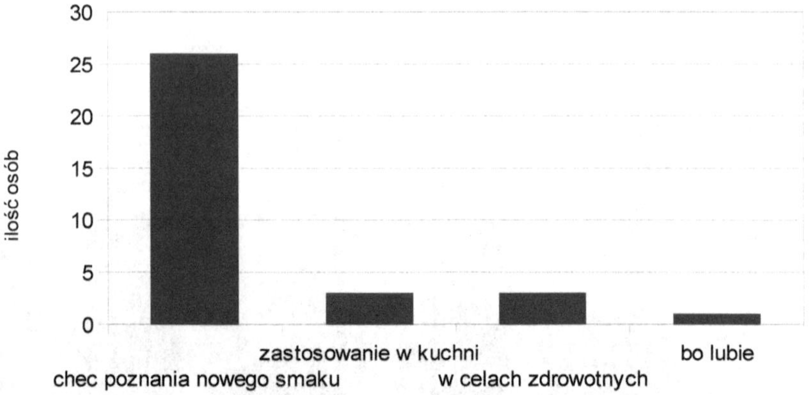

Wyk.7.14.Celowość stosowania owoców egzotycznych

Analizując uzyskane wyniki badań można stwierdzić, że ponad 60% ankietowanych uważa, iż owoce egzotyczne są drogie. Niemal taki sam odsetek respondentów uważa, że mają one ciekawy smak, 62% uważa, że mają interesujący wygląd [Wyk.7.13].

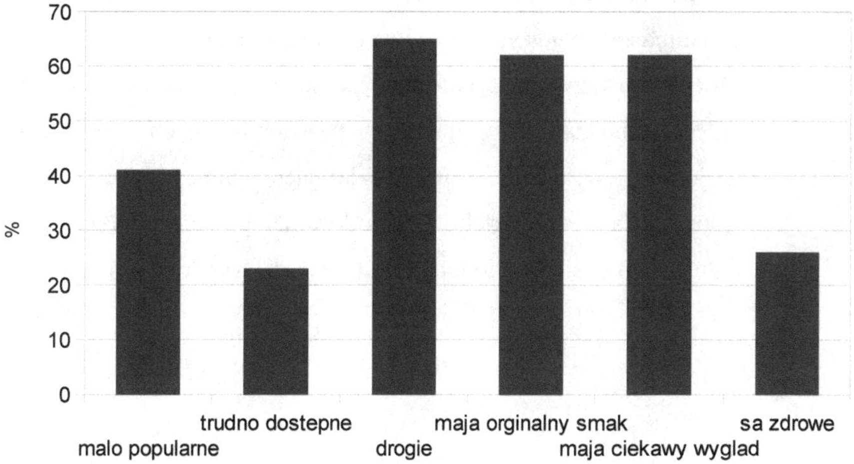

Wyk.7.15. Najczęstsze mianem ankietowanych określenia owoców egzotycznych

7.4 Wnioski

Z analizy wyników badań ankietowych można wysunąć wnioski:

1. Ankietowana grupa jest otwartą na nowe owoce egzotyczne na rynku polskim. Około 70% badanych zna je i chętnie po takie owoce sięga.
2. Brak znajomości owoców wynikać może z braku dostępności lub rzadka obecność w marketach omawianych owoców, przyczyn ekonomicznych gospodarstwa. Na co wskazuje analiza.
3. Można zauważyć dużą gotowość do spożycia owoców egzotycznych osób pochodzących z terenów prowincjonalnych choć większą znajomość wykazują osoby deklarujące zamieszkanie w dużych aglomeracjach miejskich. Spowodowane prawdopodobnie jest do regularnym dostępem do punktów sprzedaży tych towarów.

8. Podsumowanie

Jak wynika w przeanalizowanej przeze mnie literatury oraz przeprowadzonych badań ankietowych można powiedzieć, że owoce egzotyczne są produktem bardzo zachęcającym do spożycia przez różnorodność barw i kształtów. Nie jest jednak stosowany często ze względu na swoją cenę. Pojawiają się coraz częściej na polskim rynku. Można zaobserwować regularne występowanie niektórych owoców południowych co umożliwia całoroczny dostęp do nich. Niektóre przez utrudnienia, takie jak wrażliwość owoców na transport, są jeszcze rarytasami.

Skład czyni owoce egzotyczne cennym źródłem witamin rozpuszczalnych w wodzie z grupy B i przede wszystkim witaminy C. Polecane szerokiej grupie konsumentów w celu zbilansowania diety w te składniki.

Rośliny egzotyczne, co charakterystyczne dla całej grupy, posiadają bardzo specyficzne wymagania środowiskowe. Jednak otwartość rynków pozwala na konsumpcję nieomal przez cały rok.

Dane dotyczące spożycia, importu są niewystarczające. Spowodowane jest to wciąż jeszcze niewielkim spożyciem. Jednak coraz więcej można spotykać wyszczególnień zwłaszcza owoców cytrusowych.

9. Bibliografia:

1. Babicz-Zielińska, E., (2009), Rynek nowej żywności a zachowania konsumentów. Konsument na rynku nowej żywności, Warszawa, Wydawnictwo SGGW
2. Bogacz, K., (2009), Granatowiec właściwy – tradycja, produkty i korzyści zdrowotne, *Przemysł fermentacyjny i owocowo-warzywny,* Nr 6/2009, ss 4-5
3. Brzozowska, A., Składniki mineralne, (2007), J., Gawędzki, L., Hryniewiecki (red), *Żywienie człowieka. Podstawy nauki o żywieniu,* Warszawa: PWN
4. Budzyński, B., Palich, P.,(2000). *Towaroznawcza ocena artykułów spożywczych* Wydanie 1., Gdynia, Wydawnictwo uczelniane WSM
5. Budzyński, B., (1998). *Towaroznastwo ogólne i spożywcze.* Gdynia, Wydawnictwo WSM
6. Bułhak-Jachymczyk, B., Witaminy (2008), M. Jarosz, B. Bułhak-Jachymczyk (red), *Normy żywienia człowieka*, Warszawa: PZWL
7. Czaja, J., Lebiedzińska, A., Rypia, M., (2009), Ocena częstotliwości spożycia warzyw i owoców wśród studentów trójmiejskich uczelni. *Roczniki Państwowego Zakładu Higieny.* Wydanie nr 1 , Warszawa.
8. Czarnocińska, J. I inni (2003), Porównanie ważkości czynników wyboru warzyw i owoców spożywanych przez osoby dorosłe o różnym statusie zatrudnienia. *Żywienie człowieka i metabolizm* 2003; XXX, nr 1/2 ss 319-323
9. Druri, M., (2010), Superowoce, *Przemysł spożywczy,* Nr maj 2010 tom 64, ss 12-16

10. Gertig H., (2006), Witaminy. Gertig, H., Przysławski, J., (red) *Bromatologia-zarys nauki o żywności i żywieniu.* Wydanie 1., Warszawa, PZWL
11. Główny Urząd Statystyczny, (2003)(2010), *Rocznik statystyczny Rzeczpospolitej Polskiej,* Warszawa
12. Gronowska-Senger, A., Witaminy rozpuszczalne w tłuszczach, (2007), J., Gawędzki, L., Hryniewiecki (red), *Żywienie człowieka. Podstawy nauki o żywieniu,* Warszawa: PWN
13. Gr□ber, U.(2010), *Mikroskładniki odżywcze,* Wydanie 1, Wrocław MedPharm
14. Halicka, E., Aktualne zalecenia żywieniowo-zdrowotne dotyczące spożycia owoców i warzyw. *Zdrowie publiczne* 2006; 116 (1) ss 128-141
15. Hyżyk, A.K., Romankow, J., Moliński, K., Ocena stanu wysycenia witaminą C organizmu dzieci otyłych. *Pediatria Polska* 2003: 78(1) ss 15-19
16. Jankowska, M.,(2000).Rys historyczny ewolucji odżywiania. W.Szydłowska-Łysiak (red), *Żywienie kliniczne,* Gdańsk: Via Medica
17. Jo Rogers, (1996). *Co jemy? Produkty spożywcze z całego świata.* Wydanie 1., Warszawa, Elipsa
18. Karabela, M., Liczi i jego kuzyni. *Leki ziołowe.* Nr 4(2008), ss22-23
19. Karabela, M., Guanabana, kumkwat, persymona, salak… *Leki ziołowe.* Nr 2 (2010), ss 28-31
20. Kaźmierczak, R., Świetlikowska, K., (2007), Kierunki zmian wielkości samozaopatrzenie w owoce i warzywa w polskich gospodarstwach domowych. *Żywienie człowieka i metabolizm.* Wydanie nr 3/4., Warszawa, ss 1244-1249

21. Kaźmierczak, R., (2007), Wybrane zagadnienia dotyczące zachowań polskich konsumentów na rynku owoców i warzyw. *Żywienie człowieka i metabolizm.* Wydanie nr 3/4., Warszawa, ss 1250-1255
22. Kaźmierczak, R., (2006), Owoce egzotyczne, (red) Świetlikowska, K., *Surowce spożywcze pochodzenia roślinnego,* Warszawa: SGGW
23. Kohlmunzer S., (1993), *Farmakognozja podręcznik dla studentów farmacji.* Wydanie 4., Warszawa, PZWL
24. Krupa, A., (2003). *Encyklopedia Popularna,* Wydanie trzydzieste, Warszawa, PWN ss
25. Lehari G., (2009). Owoce egzotyczne. Wydanie 1., Warszawa, Wydawnictwo RM
26. Nadolna, I., Przygoda, B., (2002) Żródła witamin w diecie i ich straty w procesach przetwórczych, Gawędzki, J., (red.), *Witaminy,* Poznań, Wydawnictwo Akademi Rolniczej w Poznaniu
27. Nosecka, B., Struktura rozdysponowania produkcji towarowej owoców w Polsce, *Przemysł fermentacyjny i owocowo-warzywny.* Nr 7-8/2010, ss 50-52
28. Piekarski, L., Młodecki, H., (1987), *Zagadnienia zdrowotne żywności.* Wydanie 1., Warszawa, Wydawnictwo PZWL
29. Pieniążek, J, Pieniążek, S.A.,(1981). *Owoce krain dalekich.* Wydanie 3., Warszawa, Państwowe Wydawnictwo Rolnicze i Leśne
30. Pitchford, P., (2008). Odżywianie dla zdrowia: tradycje wschodnie i nowoczesna wiedza o żywieniu, Wydanie I, Łódź, Wydawnictwo: Galaktyka
31. Pralka. K., (2007) Budowa i skład chemiczny żywności: owoce i warzywa. Sikorski, Z., E. (red), Chemia żywności, Warszawa, Wydawnictow Naukowo-Technologiczne.

32. Procyk, A., Granatowiec właściwy-cenna roślina lecznicza i użytkowa. *Wiadomości zielarskie,* Nr 11/2001

33. Rutz- Danielczak, A., (2008), Niefarmakologiczne leczenie nadciśnienia tętniczego, Głuszek, J. (red), *Współczesna terapia nadciśnienia tętniczego,* Poznań, Termedia Wydawnictwa Medyczne.

34. Przysłwski., J., (2006), Witaminy i składniki mineralne. Gertig, H., Przysławski, J. (red), *Bromatologia zarys nauki o żywieniu*, Warszawa, PZWL

35. Ring, J., *Witaminy i składniki mineralne*, (1997), Warszawa, Wydawnictwo MUZA

36. Rogers, J., (1996). *Co jemy? Produkty spożywcze z całego świata,* Warszawa, Wydawnictwo Elipsa, ss 46-80

37. Safranow, K. i inni, Stężenie witaminy C i kwasu moczowego w osoczu i błonie śluzowej żołądka u osób spożywających regularnie warzywa, owoce i soki owocowe. *Polskie Archiwa Medycyny Wewnętrznej* 2009, CV 5(5), ss 383-389

38. Strojewska, I., *Spożycie warzyw i owoców w Polsce i krajach Unii Europejskiej,* 26.03.2011: www.ho.haslo.pl

39. Szustakowska-Chojnacka M., (2007), *100 roślin w twojej kuchni.* Wydanie 1., Warszawa, PZWL

40. Świetlik, K., Konsumpcja żywności w Polsce w latach 2000-2009. *Przemysł spożywczy.* Nr 12/2010, ss 2-7

41. Taczanowski, M., (2009), *Prawo żywnościowe w warunkach członkostwa Polski w Unii Europejskiej.* Wydanie 1., Warszawa, Wydawnictwo Wolters Kluwer Polska

42. Warantowicz, M., Witaminy, (2007), J., Gawędzki, L., Hryniewiecki (red), *Żywienie człowieka. Podstawy nauki o żywieniu,* Warszawa: PWN

43. Wolf, A., Elmadfa, I., (2010), Fruit and vegetable intake of mothers in Europe: risk/benefits. R.R. Watson, V. R. Preedy (red) *Bioactive foods in promoting health , fruits and vegetables*, Londyn: Elsevier

44. Zieliński, M. (1968). *Mały słownik towaroznawczy artykułów żywnościowych.* Warszawa, Wydawnictwo Przemysłu Lekkiego i Spożywczego, ss 328-329

Spis portali internetowych:

- www.fresh-market.pl
- www.ijhar-s.gov.pl
- www.polmex.pl
- www.sedi-fruits.at

Spis zdjęć:

Nr zdjęcia	Źródło
1., 2., 3., 9., 10., 11.	Autorstwo własne
4.	http://www.niam.pl/pl/produkty/1851-karambola
5.	http://wiedzanieboli.blogspot.com/2010/07/jabko-gruszka-i-czeresnie-kontra.html
6.	http://ugotuj.to/przepisy_kulinarne/1,88511,4966260,Liczi.html
7.	http://www.floridascreativecoast.com/MM-home.html
8.	http://www.riseearth.com/2013/01/pitaya-new-exotic-fruit-with-extreme.html

Spis map

Spis tabel

Spis wykresów

FSC
www.fsc.org
MIX
Papier | Fördert gute Waldnutzung
FSC® C083411

Kolibri 360 GmbH
Ferdinand-Jühlke-Straße 7
99095 Erfurt, Deutschland
produktsicherheit@kolibri360.de

Druck:
CPI Druckdienstleistungen GmbH
im Auftrag der
Kolibri 360 GmbH
Ferdinand-Jühlke-Str. 7
99095 Erfurt